すぐ使える

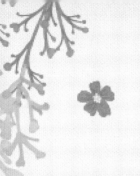

アロマの化学

自律神経系 ホルモン系 免疫系

の不調を改善!

フランス式アロマセラピーで
精油を選び、レシピをつくり、トリートメントを実践!

川口三枝子
ナード・アロマテラピー協会認定 アロマセラピスト・トレーナー

BAB JAPAN

はじめに
私のセラピスト人生を変えた「アロマの化学」

都内のアロマサロンでアロマセラピストとしてのスタートをきった私は、事務職からの転職で接客の経験もなく、まったく0からのスタートでした。自信がなく、とにかくさまざまな手技を身につけようと、あちこちのスクールで学びました。

しかし、結果に一番手ごたえを感じたのは、手技ではなく、精油でした。

それまでイギリス式でアロマを学び、お客さまに合わせて精油のブレンドを組み立てていましたが、あるとき、サロンにフランス式のブレンドオイルが加わりました。

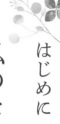

同じ手技でも、フランス式のブレンドオイルは、結果が明らかに違いました。

それまでは、背中や肩のこりが強いＯＬさんには、イギリス式にラベンダー・アングスティフォリア、レモングラスなどを使っていましたが、このフランス式のブレンドオイルに替えると、一枚衣をはいだように、張りがゆるんだのです。

このブレンドオイルには、バジル、ジュニパー、ローズマリー・カンファーなどが含まれていました。

ここには、鎮痛作用のあるフェノールメチルエーテル類、筋肉弛緩作用のあるカンファー、強い鎮痛作用のあるβ―カリオフィレン、うっ滞除去作用のあるモノテルペン炭化水素類などが含まれます。

今考えると、これらの精油には筋肉をゆるめるための、さまざまな成分が含まれていました。

当時は、どうしてこのブレンドになったのかと、頭が「?・?・?」と、疑問だらけでした。このときの衝撃的な出会いと、また、セラピストとして精油を説明する力が足りないことを痛感していたので、フランス式のアロマテラピーを学びに行くことにしました。そこで出会ったのが、ナード・アロマテラピー協会です。

現在では、小規模の小さな協会も含めると、たくさんのアロマの協会があります。しかし、全国規模で20年以上前から活動している協会は、数えるほどしかありません。

当時はフランス式といえば、ナード・アロマテラピー協会のみでした。「ここがよいのでは？」と同じサロンのセラピストさんから教えてもらい、ここで学びはじめました。

すると、それまで「ラベンダーは癒やしの性格」などと、ふんわりと勉強していたのとは違って、ラベンダー・アングスティフォリアに入っている成分は、エステル類とモノテルペンアルコール類で80パーセント以上構成されていることなど、芳香成分の化学的な分析について学びました。

精油の成分を知ることで、1つ1つの精油の使い方が立体的に理解できるようになったのです。成分を理解することで、「この精油の中には痛みによい成分が入っているから、これがおすすめです」と、自信をもって提案できるようになりました。

それまで、ほかのアロマサロンの中には、強い圧をかけたり、整体を一部取り入れたりするところがあり、精油を本当に信頼できるまで、シンプルな施術でよいのかと、私はずっと不安でした。

なぜなら、アロマトリートメントは、皮膚にやさしく触れることをベースとした、とてもシンプルな施術だからです。

しかし、科学的な裏づけによって精油を信頼できるようになると、精油を身体に届けることができれば症状は改善するのだと、心から思えるようになりました。このことで、心身の力がスーッと抜けて、安心してトリートメントができるようになりました。

アロマトリートメントは、ごくやさしいタッチです。「アロママッサージ」とは目的が違います。「マッサージ」という言葉でないのは、単にあはき法（＊）の関係で言葉が使えないのではなく、そもそも目的が違うからです。

お手当的なやさしいアロマトリートメントは、何より直接的に皮膚を刺激してくれます。手の触覚や温度感覚などの膨大な情報が脳に入り、影響を与えます。

不安なときに手をさすったり、お腹が痛いときにお腹をなでたりするなど、無意識の本能的ともいえる行動で外側から身体を刺激することで、心をなだめることができます。

手で皮膚を刺激することで感覚を覚醒させ、身体を心とつなげようとすることが無意識に行えます。皮膚は、脳や心に与える影響が大きいので、「皮膚は露出した脳である」ともいわれるほどです。

（＊）**あはき法**　「あん摩マツサージ指圧師、はり師、きゅう師等に関する法律」の通称。これらの職業に携る人々は国家資格を必要とすることで、有資格者を保護し、質の向上を図ることなどを目的とする。

ゆっくりとやさしいタッチでトリートメントをすると、セラピストからもお客さまからも、互いに幸福ホルモンのオキシトシンが出ます。さらに、お客さまがセラピストを信頼できる人と認識すると、お客さまのオキシトシン量はいっそう増加します。

見知らぬ男性に突然触られると、リラックスはせず、逆にストレスを感じますよね。しかし逆に、信頼できる人（信頼できるプロのセラピスト）から触れられると、オキシトシンの量が増えるのは、そんなに不思議なことではありません。

精油を的確に使えるようになり、シンプルなアロマトリートメントで、より効果を出せる。そして施術でお客さまにオキシトシンが出て、自律神経も調整されるので、お客さまにより信頼していただき、満足感を持っていただける。

精油を替えたことで、私のアロマセラピー、アロマトリートメントは、よいスパイラルに入っていったのです。

数年前、認知症に働きかけるアロマが話題になりました。最近では、「メディカルアロマ」

として、香りを楽しむだけではなく、不調のケアに使いたい人が増えています。

でも、生徒さんたちから、

「生理痛で、女性ホルモンによいというゼラニウムを使ってみたけれど、あまり効果を実感しない」

「頭痛にペパーミントを利用したら、かえって痛みがひどくなった」

といった相談をされます。

ゼラニウムは生理痛によい、頭痛にはペパーミントがよい、と多くの本に書いてあります。でも効果を感じない。

なぜそんなことが起こるのでしょうか？

それは、同じ症状でも、原因は複数あるからです。原因に合わせた精油を選ばないと効果を感じにくいのです。そのために、精油を使うときには、ちゃんと不調の原因を知ることと、それに合ったものを選ぶことが大事なのです。

健康とは、人任せにするでものではなく、自分の力で管理するものだと私は思います。薬や病院が必要なときもありますが、薬や医師は、自分の健康管理の、あくまでもサポートと考えたほうがよいでしょう。

自分の身体は自分がいちばん知っているはずですし、責任もあります。

ここで知っておきたいのが、私たちが健康になるためには、「自然治癒力」という身体を自分で元気にする力が必要だということです。

そして、自律神経、ホルモン系、免疫系の3つのバランスが整うことで、自然治癒力は高まります。この3つは互いに影響し合っているので、逆にどこかがくずれると、ほかにも影響が出て、不調に陥ります。

ですから、健康になるためにはバランスの乱れを正すことが必要です。食事や運動など、自分でできることはたくさんあります。

そして、「アロマ」を生活に取り入れることも、その1つです。身体に有用な成分をしっかり見極めてアロマを日常使いすると、やさしい作用で身体の調子が底上げされていくことでしょう。

● もくじ ●

【第4章】ホルモン系、免疫系の不調を整える精油選びとレシピ

【第5章】神経系以外にも効果的な芳香成分

【第6章】30種類の精油の特徴と働き

【第1章】

なぜ自律神経の不調は「アロマ」で改善するのか？

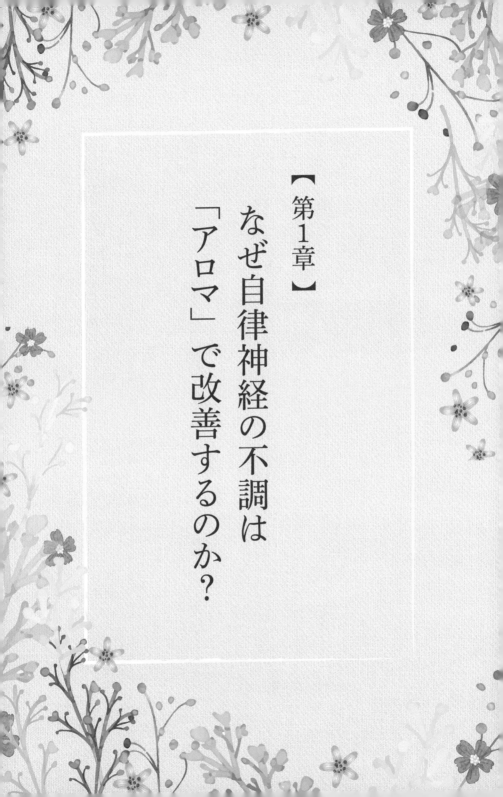

植物の偉大な力

なぜアロマは私たちの身体によいのでしょうか。

それには長い長い地球の歴史が関係しています。また、長い進化の中で、生物はどのようにして環境に順応してきたか。ここに「植物の力の秘密」が隠されています。

そもそも、私たち人間をはじめとした動物は、栄養を自分でつくることができません。植物やほかの動物の命をいただいて生きています。この食べ物は、実はすべて植物に依存しています。食物連鎖のピラミッドを思い浮かべると、生きるエネルギーとなる食べ物の大元は、すべて植物からつくられていることがわかります（次ページ）。

地球の歴史をさかのぼってみましょう。

地球は46億年前に誕生しました。生命が誕生したのはそれよりあとの36億年前で、海の中です。光合成をする植物の祖先が、6億年前に最初の陸上植物を誕生させたと考えられています。

花をもつ植物や哺乳類が誕生したのは、今から1億4000年前、最初の人類が誕生したのは、ほんの2000万年前です。その中でもホモサピエンスが登場したのは、20万年前くらいと推定されます。

陸上植物は6億年前から、さらに海の藻類は30億年前に誕生しています。人類（ホモサピエンス）は20万年前からと計算すると、植物は人間よりもずっと先輩です。

地球の歴史を振り返ると、地球環境すべてを、植物が担っているのがわかります。

そもそも地球は無機物のみで、生命はなかったのです。無機物とは、鉄、銅など命

〈食物連鎖〉

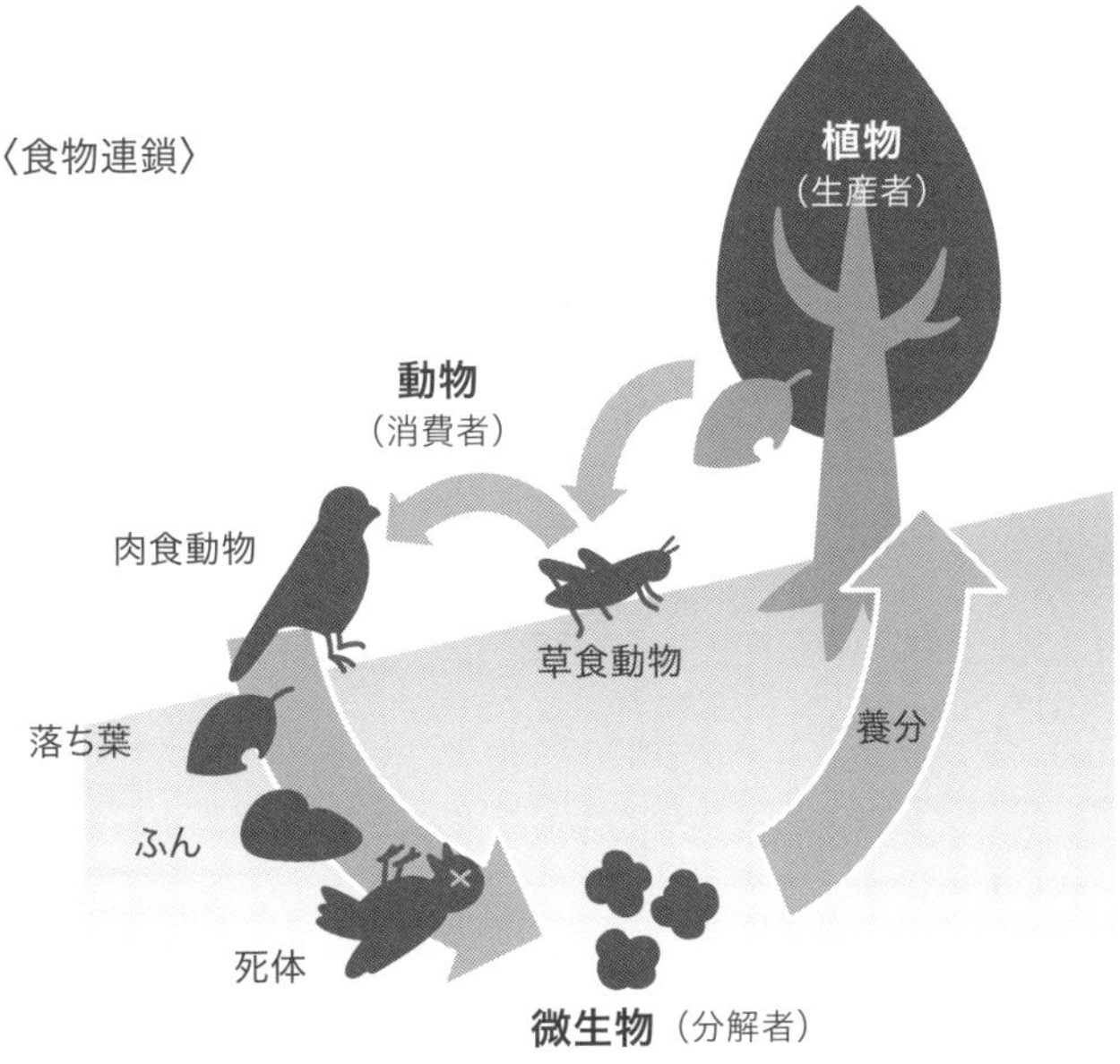

のないものです。有機物とは命があるものからつくられたものです。生命体は、海水の中で偶然につくられました。生命を維持するエネルギーとして取り入れる食べ物だけでなく、特に私たち日本人は木でつくられた家に住み、綿や麻の素材から服をつくるというように、衣食住のすべてを植物に依存して生きてきました。

人間が使っている原料は植物だけではない、と思うかもしれません。たとえば現在、私たちの生活の基盤は石油が支えています。

しかし実は、オゾン層がなく、CO_2が高温の大気の時代に、土の中に堆積した植物などの生物が、高温高圧で液化したものが石油であるという説が有力なのです（石炭は何億年も前の植物を中心とする光合成生物の化石）。

石油は、太陽エネルギーを植物が光合成で形を変えて、何億年もの長い間備蓄してきたものです。わたしたち人類は、石油や石炭をものすごいスピードで大量消費しています。しかし、植物たちは現代においても、CO_2をふたたび光合成で酸素にしようとしてくれています。

植物たちのこの働きが、地球の持続可能な形を支えているのです。

「アロマの香り」は、生き物が海中から陸上に上がったことと関係しています。

香りの主成分の１つである「テルペン系の成分」は、地上生物の情報伝達の手段に使われてきました。生物は海から誕生しましたが、海に育った植物の情報伝達には「水溶性の有機物」が使われています。

陸に上がった植物は、空気中での情報伝達の手段として香りを使っています。

数億年をかけた昆虫との共進化によって、植物はテルペン系成分のバリエーションをつくり、情報伝達が多様になりました。モノテルペンアルコール類、酸化物類、エステル類などが、そのバリエーションにあたります。

●精油を使うメリット●

人類は昔から植物の香りとつき合ってきました。身体の不調を改善するために、「精油」がさまざまに使われてきたのです。それに比べると、病院でもらうような薬はまだ半世紀にすぎません。

現代医薬は、ある目的をもって人工的に合成された化合物が大部分です。そもそも自然界には存在しないので、生体はなかなか代謝できず、薬は長い間体内に留まります。これらは、特定の症状に効くことを目的に調合するため、含まれる成分には特徴があり、1つの目的に対して効果を強く発揮してくれます。

一方、精油の成分は天然のものなので、体内組織への親和性が高く、容易に代謝されて分解され、血中に留まる時間も短く、作用も長続きしません。

さらに精油には、多様な芳香成分が含まれます。この芳香成分の1つ1つの作用はそれほど強いわけではありませんが、薬よりもはるかに多様な成分を含むため、身体全体に働きかけます。それによって、総合的な自然治癒力を底上げし、さらに嗅覚を通して自律神経系、内分泌系の命令系統である視床下部へ、ダイレクトに影響を与えます。

その結果、身体のバランスが回復して、心身のストレスが軽減されます。代謝も促され、老廃物の排泄を促し、細胞の再生が促進されることで、自然治癒力の向上に働きます。多様な症状に、多様なアプローチで効果を発揮するのが、精油を使うメリットです。

もちろん現代医薬も大切です。病気の治療に役立ち、現代人にとって必要です。しかし、長期的に飲み続けるほど、体内に残る時間が長く、副作用のリスクもあります。

長期的な視点でみると、精油は日々の生活に取り入れやすく、セルフケアの力強いサポートになります。アロマのよさは、生きた植物からとれた有機物の塊で、いろいろな成分が含まれていることです。私たちの身体も有機物で、さまざまなものから構成されています。

繰り返しになりますが、さまざまな成分があることで、バランスを改善しやすく、自律神経、ホルモン系、免疫系のバランスが整いやすくなります。単一成分の薬にはこの多成分によるバランス機能が働きません。

精油には、薬にないもう1つの強力な力があります。それは「香り効果」です。

自然の香りは生命エネルギーの貯蔵庫です。香りは「沈黙の言葉」といわれているように、心に強く訴えて長く記憶に残す、神秘的な力を持っています。

アロマテラピーが身体のみならず、心と魂の健康へのアプローチを重視するのは、まさに香りの力があるからです。

私たちの身体には「外界の環境の変化に対し、体内の環境を一定に保つ性質」があります。これを「ホメオスタシス（恒常性の維持）」と呼びます（次ページ）。ホメオスタシスが正常に維持されていないと、体温や血圧を正常に保てなくなり、生きていくこともままならなくなります。そのため、自律神経は24時間、３６５日、私たちの意志に関係なく、フル稼働してくれています。

香りの情報は、嗅神経から、直接、大脳辺縁系に伝わり、大脳辺縁系で、扁桃体からホメオスタシスを司る視床下部を介して、神経系、免疫系、内分泌系へ伝達されます（次ページ）。大脳辺縁系は生命維持に深く関わる部位です。香りはいわば、「自然治癒力の源泉」に働くことになります。

アロマテラピーで使う精油の原料である植物は、合成薬ができる前は、薬として使われてい

〈ホメオスタシス〉

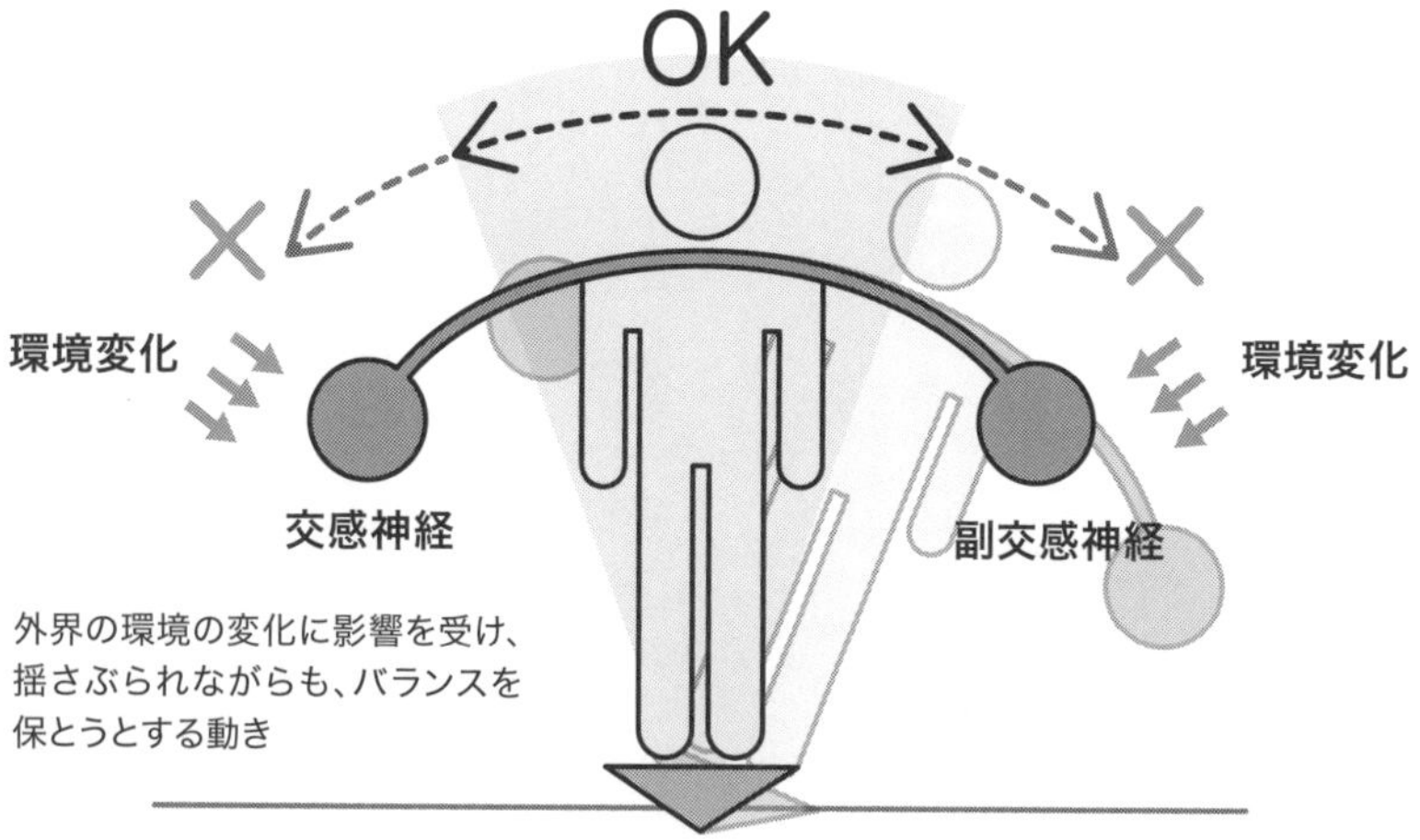

外界の環境の変化に影響を受け、
揺さぶられながらも、バランスを
保とうとする動き

たものが多くありました。

精油をアロマトリートメントによって経皮吸収させると、その成分は血管を通って全身に作用します。さまざまな成分があることで、自律神経、ホルモン系、免疫系のバランスを整えます。

人間の心と身体はつながっていて、身体が健やかになると、心も健やかになります。心と身体のつながりは、「心と自律神経のつながり」ともいい換えられます。

では具体的に、自律神経の働きについて考えていきましょう。

〈香りの情報が伝わるしくみ〉

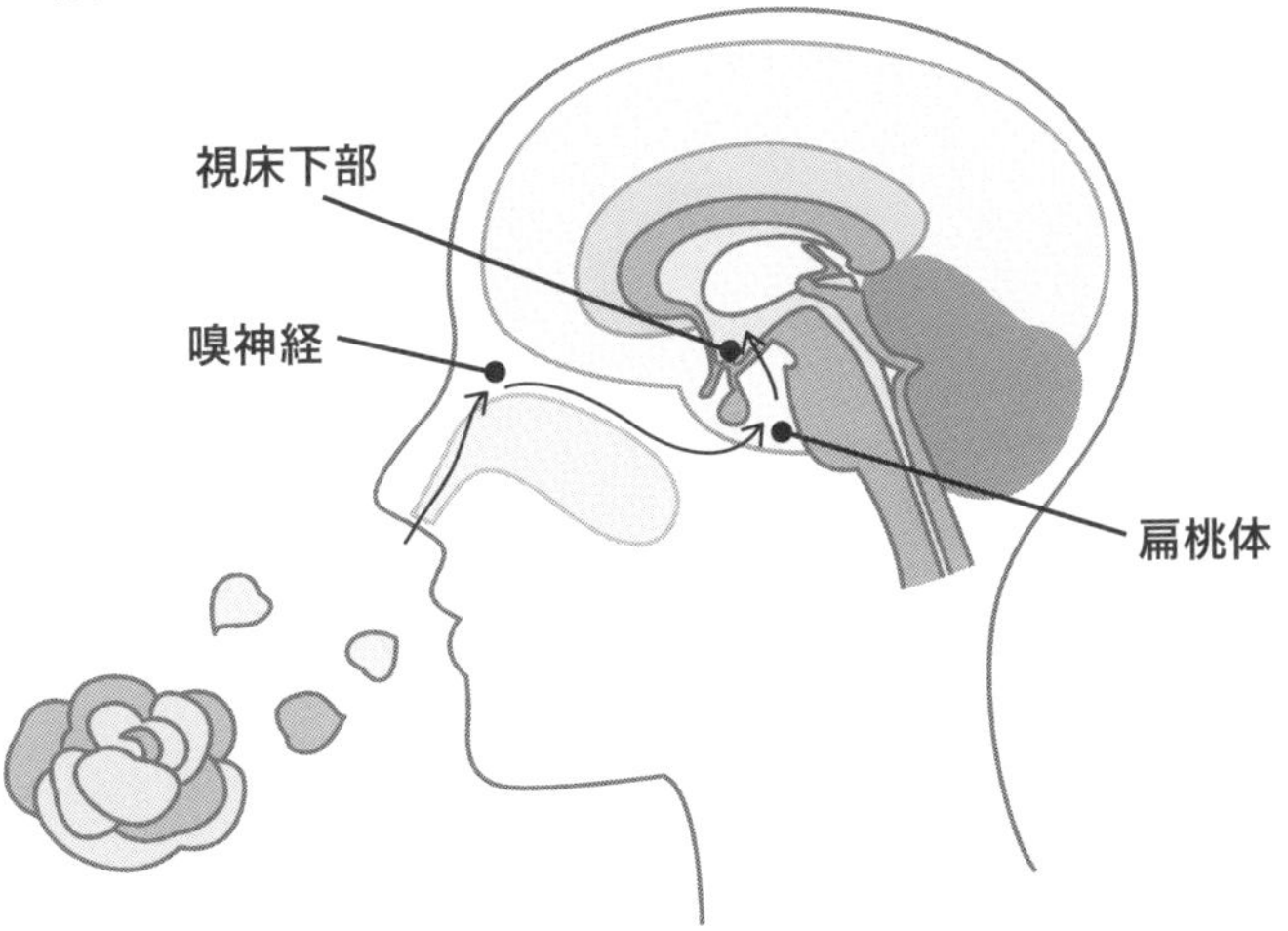

自律神経のメカニズム

自律神経系は、内臓や血管などの働きを自動的に調節する神経のことです。眼球、唾液腺、心臓、胃、腸、肝臓など、全身の器官にはり巡らされていて、あらゆる生命活動に影響しています。自律神経の最大の特徴は、持ち主の意志に関係なく、自動的に働くということです。

自律神経には、交感神経と副交感神経の2つがあります。この2つの自律神経が、私たちの身体をその場に適した状態に調整してくれているのです。

交感神経は身体を元気に、副交感神経は身体をリラックスさせてくれます。状況に応じて、交感神経が優位になったり、副交感神経が優位になったり、シーソーのようにバランスをとりながら働いています。

2つの神経は、どちらがいいというわけではなく、両方のモードがオンになったり、オフになったり、状況に応じてバランスよく切り替わる状態が理想的です。たとえば、日中仕事に集中したいときは興奮モード（交感神経モード）に、夜ぐっすりと眠って疲れを取りたいときは鎮静モード（副交感神経モード）に、といった具合です。

しかし、精神的なストレスや不規則な生活、飲酒や喫煙、その他の負担が過度に加わると、自律神経はショートしてしまいます。自律神経は、ストレスの影響を大きく受けます。

現代のライフスタイルは、「精神的なストレス」はもちろん、パソコンやスマホの使用、夜遅くまでの残業、運動、睡眠不足などの「身体的なストレス」、さらに季節ごとの天候の変化や異常気象による気圧差、寒暖差など、「環境的なストレス」までもが、つきまとってきます。

特に、忙しいビジネスピープルは要注意です。仕事中は心身が自然と緊張状態になっていることが多いのに加え、夜遅くまでパソコンを使って残業、帰宅後もベッドの中でスマホを見たり、仕事のことを考えたり……交感神経が優位になっている時間が非常に長いのです。

そうなると、自律神経のバランスがくずれ、交感神経と副交感神経のスイッチがうまく切り替えられなくなり、さまざまな不調が起きはじめます。

人類が暗闇を明るく照らす火が活用するようになり、文明ができて、飛躍的に進化したといわれますが、それはまだ50万年ほど前のことです。17世紀後半に化石燃料である石炭を使いはじめたイギリスの産業革命以降、電気が普及して250年しかたっていません。都市が眠らなくなり、コンビニで24時間買い物ができる今のシステムになったのは、まだ50年もたっていませんね。

人類は600万年もの間、朝日とともに活動をはじめ、夜の暗闇では活動せずに休憩してきました。自律神経の働きは目で見えませんし、腕の筋肉を動かすように自分の意志でコントロールできません。自覚も制御もしづらいのですが、身体は昔ながらの動物的なシステムで運営されています。

そもそもサルから人になるまで、進化をたどった年月は600万年もあります。

自律神経のメカニズムを通して、さまざまな不調の対応策を学んでいきましょう！

●自律神経の乱れ●

先ほど、自律神経には、交感神経と副交感神経があるとお話ししました。自律神経の乱れは、このどちらかの神経が一時的に優位になって起こる2つの乱れと、２つの神経のバランスがくずれて起こる乱れの、３つのタイプがあります。

[自律神経の乱れ　3タイプ]

・副交感神経亢進《こうしん》
・交感神経亢進
・自律神経失調（バランスがとれない）

＊特に交感神経の長期的な亢進が続くと、自律神経の乱れにより、自律神経失調状態になる。

さて、交感神経が働くとき、副交感神経が働くときの、それぞれの身体の状態はどうなっているでしょうか。

ライオンにたとえて、自律神経の働きを考えてみましょう。

[ライオンが活発なとき＝交感神経系が優位なとき]

ライオンのような肉食動物が活動モードなのは、お腹がすいて狩りをするときです。

狩りをするときは、餌を探すためにまわりをよく見たり、聞いたりして、五感をフル回転させています。

・**瞳孔が拡大する（周囲の最大限の情報を得るために）**

そして、すぐに動けるようにと、身体が活動する体勢になっていきます。

・**血圧上昇、血糖値上昇（獲物を見つけたら、すぐに動ける体づくり）**

全速力で走って狩りをするため、呼吸や心拍数は多くなります。

・**心拍数を上昇させる**

・**気管支が拡張し、走るために必要な多くの酸素を出入りさせる**

ライオンは狩りに集中しないといけないので、このとき、余分なことはスイッチオフになります。大きい筋肉などを動かすために血液を使うので、手足の末端にまで血液は届きません。すぐに動ける身体の状態にするわけです。

・**末梢の血管収縮**

また、そもそもお腹がすいてから狩りをするため、お腹の中は空っぽで、消化器官はスイッチオフになっています。

・消化管活動が低下している
・消化液分泌が低下している

「狩りをする」という目的を達成するために、必要な機能を最大限に活用するため、それ以外の身体機能は必要最小限まで活動を抑えます。

では逆に、副交感神経が活発になるときのライオンの体は、どのような状態になっているでしょうか。

［ライオンが休息しているとき　副交感神経系が優位なとき］

ライオンが休憩モードのとき、狩りのあとはお食事タイムやお昼寝タイムになります。

狩りのあとのお食事タイム

・消化管活動が活発になる
・消化液分泌が増加する

身体を休めている時間なので、先ほどの状態とは正反対になりますね。ゆっくりした呼吸で充分体内に酸素が取り込まれ、静かに深呼吸をします。

・心拍数は低下する

・気管支は収縮する

心臓や体を大きく動かす必要がなくなるため、血液を体の隅々にまでいきわたらせるようになります。

・末梢の血管拡張

これらの働きを表にまとめると、下のようになります。

自律神経の乱れは、ホルモン系、内分泌系にも影響します。特にホルモン系の司令塔は、自律神経と同じ視床下部になります。つまり、リ

	交感神経が優位な時	副交感神経が優位な時
瞳孔	拡大	収縮
心拍数	上昇	低下
気管	拡張	収縮
血糖値	上昇	低下
血圧	上昇	低下
消化管の動き	低下	促進
消化液の分泌	低下	促進
末梢血管	収縮	拡張

ーダーが一緒です。

だから自律神経のバランスがくずれればホルモン系が乱れ、ホルモン系がくずれると自律神経のバランスが乱れるというように、互いに影響し合っています。

さらに、免疫系にも影響を与えます。

強いストレスによって、長期に渡り、交感神経亢進状態が続くと、免疫力低下を引き起こします。免疫系がバランスをくずすと、ホメオスタシスもくずれてしまいます（健康状態が破綻）。

●タッチングの効果●

自律神経には、心と身体のつながりがありますが、さらに、触れることは、心と「体の感覚」とのつながりを取り戻す大切な手段です。これが自然治癒力を高める働きをします。

精油を使ったオイルでの手技を総称して「アロマトリートメント」といいます。ゆっくりとやさしいタッチのアロマトリートメントは、愛情ホルモンのオキシトシンを血管内皮に作用させ、ＮＯ（一酸化窒素）を増やすことで、血管を拡げ、血圧を下げてくれます。身体がゆるみ、リラックスして温まることで、精油は最大限に吸収されます。そうすることで、精油の力がより発揮できるようになります。

これらを考えると、筋肉へアプローチする強い圧は不要で、本来のアロマトリートメントの目的は、精油を浸透させるために心身をゆるめてリラックスさせる、やさしくてゆっくりなタッチでよいのです。アロマトリートメントは、精油そのものの力を信じて、その効果が発揮できるようにすることが大事です。

こんな弱くて大丈夫かな？　精油だけの力で大丈夫かな？　という不安は、手を通して相手に伝わります。その気持ちは手放しましょう。不安なセラピストに触られて、リラックスできるでしょうか？

精油の効果を、成分でも理解できるようになると、効果を実感して、精油の力が信じられるようになります。やさしいタッチが効果のあるものだということも腑に落ちると、安心して、やさしいタッチのトリートメントができるようになります。

西洋医学の父といわれるヒポクラテスは、「やさしいタッチは身体をゆるめ、強いタッチは身体をかたくする」と述べています。

やさしくゆっくりしたタッチングは、愛情ホルモン「オキシトシン」の分泌を促して、安らぎの神経伝達物質「セロトニン」を増やしてくれます。脳と身体がほっとゆるむことで、本来の正しい姿勢に戻ったり、脳の興奮を鎮めてよく眠れるようになったりするなど、自然治癒力が高まります。

●皮脳同根●

オキシトシンの分泌には、脳にアプローチするやさしいタッチが必要です。「皮脳同根」という言葉は、脳と皮膚が密接につながっていることから生まれた言葉です。それは命が生まれて、細胞分裂して大きくなる過程と関連しています。

卵子と精子がくっついて受精卵ができ、細胞分裂して3週目に入ると、「胚葉」と呼ばれるものができます。胚葉は、外胚葉、内胚葉、中胚葉の3層からなります（下図）。

人間の皮膚は一番外側の外胚葉から派生しています。脳もまたルーツが同じです。そのため、皮膚に触れると、脳にも影響があると考えられています。

また、人間の皮膚の表面には、セロトニン、ドーパミン、アドレナリンなどの神経伝達物質を受け取る受容体があり、いろいろなことを感じ取ります。皮膚の表面は、見えない情報を受け取る感覚に優れ、感情のアンテナの役割を果たしているという一面もあります。

なぜなら、さまざまなことで振り回されがちな外向きの意識を、触れるという行為が、

〈細胞の分化〉

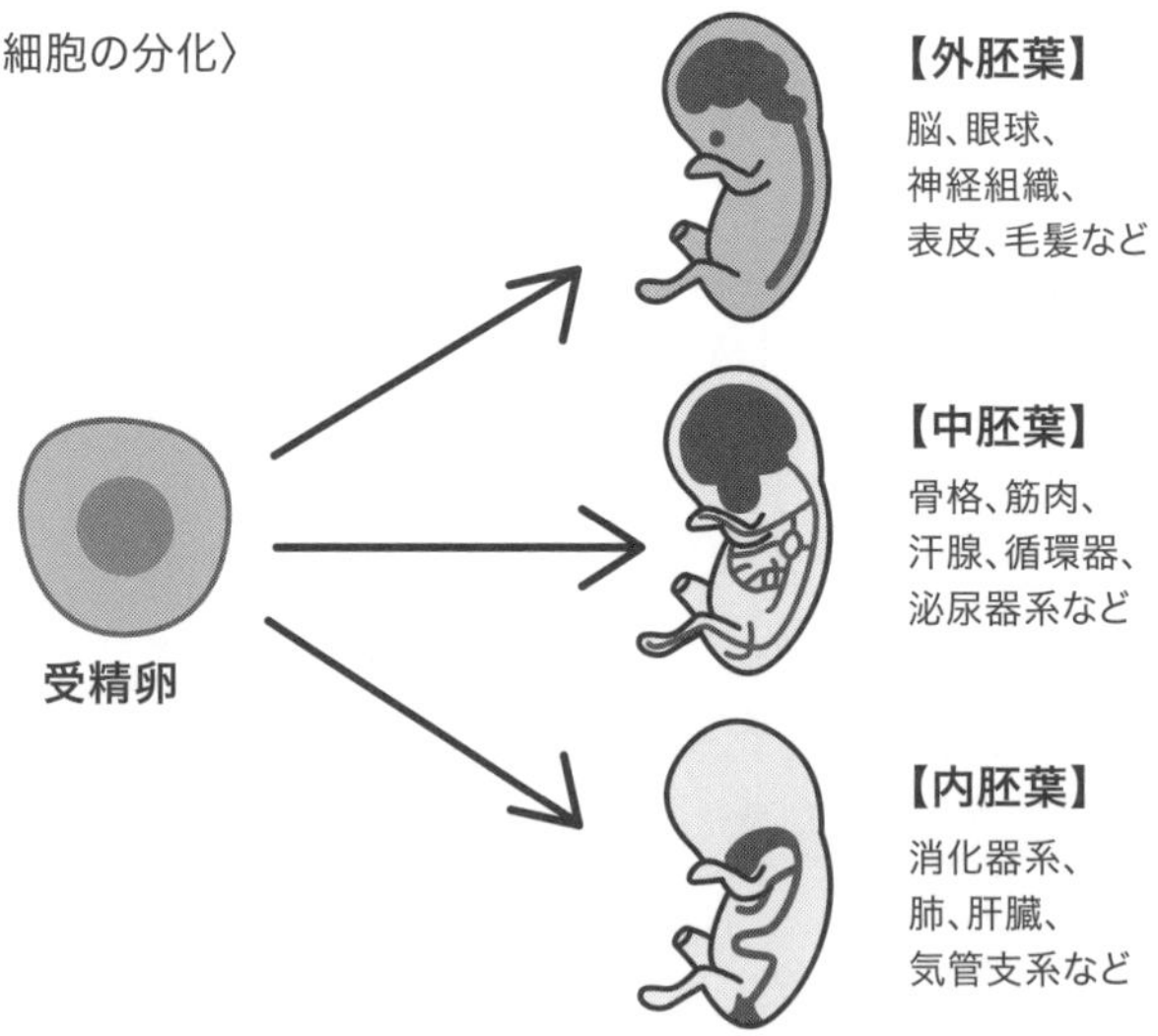

自分自身の感覚を内側に向けてくれる役割をします。その意識が強まることで意識の方向性が変わり、緊張やストレスを軽減しやすく導くのです。

ですから、アロマトリートメントは、疲れた現代人の心身のケアにぴったりなのです。やさしく触れてあげると、オキシトシンが血管内皮に作用し、NO（一酸化窒素）が増えることで、血管が広がり、血圧が下がります。

ただし、気持ちよく感じるかどうかは、触れるスピードがとても大切です。

皮膚のアンテナである触覚は、2種類の神経線維で伝わります。通常、物に触れて、ツルツル、ザラザラするといった「物理的な性質を識別する触覚情報」は、太い神経線維（Aβ《エーベータ》線維）で脳へ届きます。触れるスピードが速いほど神経は興奮し、そのスピードを脳に知らせています。脳にある大脳新皮質の体性感覚野で、その物理的な特徴が細かく分析されます（次ページ）。

それに対し、細いC神経線維は1秒に5〜10㎝というゆっくりとした速度で触れたときにのみ働き、それ以上でもそれ以下になっても、この神経繊維は使われません。アロマトリートメントは、この細い神経繊維に働きかけます。

〈ペンフィールドの地図〉

【体性感覚野】

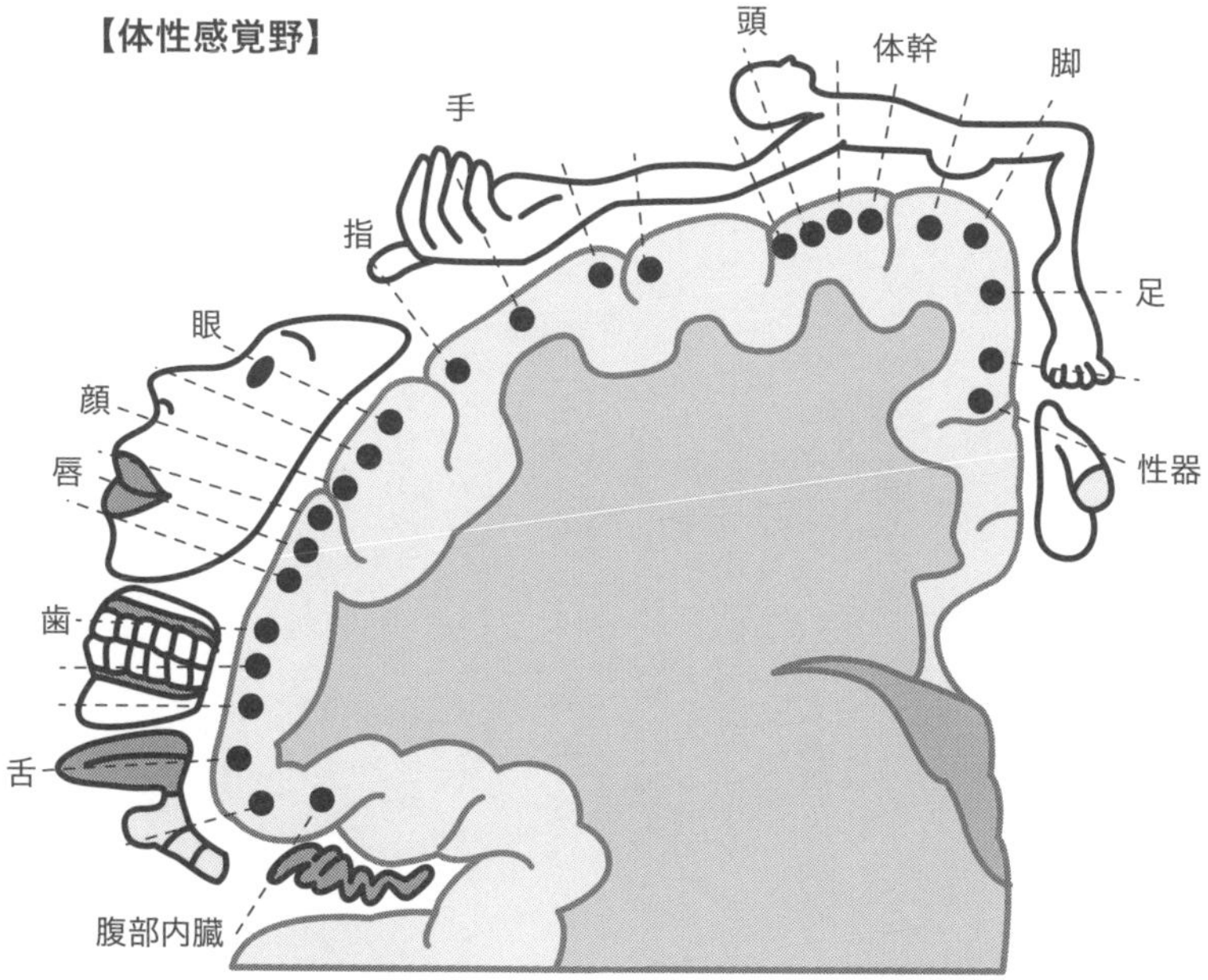

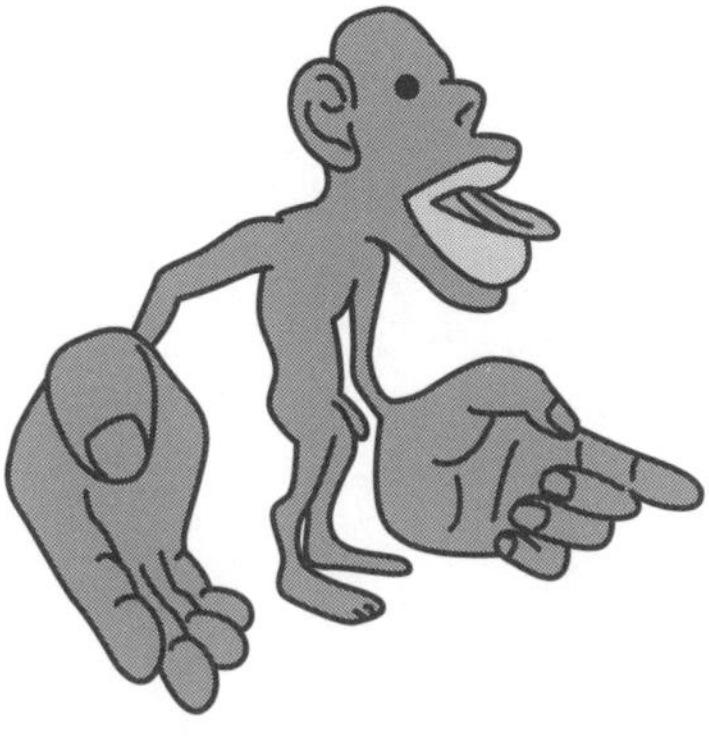

脳は、体のそれぞれの場所から受けとる感覚が分かれている。感覚を受けとる脳の面積に応じて、部位の大きさを示したものが、左の「脳の中のこびと」。

ゆっくりした速度で脳に届き、大脳辺縁系の本能的な古い脳にある偏桃体、自律神経やホルモンの司令塔である視床下部、自分という意識に関わりが深い島皮質、意思決定や感覚の統合をする役割の眼窩前頭皮質など、広い範囲に到達します。

これが、ゆっくりしたタッチによる、心身の癒やし効果をもたらすメカニズムです。ゆっくりとやさしいタッチのアロマトリートメントは、身体に触れていますが、結果的に心をも、ほぐしているのです。

実は慢性痛のときにも、この細いC神経繊維が働きます。慢性痛は、情動を生じる大脳辺縁系へ届くため、痛みとともに不安や不快な感情が伴いやすくなります。しかし、このような慢性的な痛みは、伝わる速度が遅いほうのC神経線維で伝わります。優しく触ることで、スピードのより早いAδ線維の

神経線維	太さ、種類	伝達速度	伝える情報
Aδ《エーデルタ》繊維	太い(1.5-3μm) 無髄	早い	求心性： 温覚、冷覚(特に冷覚)
C 繊維	細い(0.2-1μm) 有髄	遅い	求心性： 温度覚(特に温覚)、 二次痛覚(ポリモーダル侵害受容器からの遅い痛み)

情報が先に届き、痛みの信号をブロックすることができます。

また、鎮静作用や鎮痛作用のある香り成分が届くこと、優しいタッチングでオキシトシンが出ることで、ストレスで興奮した脳（扁桃体）を鎮めたり（ＧＡＢＡ）、モルヒネの6倍の鎮痛作用があるともいわれるエンドルフィンが増えたりして、痛みをやわらげることができます。

ゆっくりしたやさしいタッチのアロマトリートメントは身体に触れていますが、結果的に心をほぐし、大切にされているという「満たされた感覚」を与えてくれます。

オキシトシンは信頼できる相手にタッチされると、多く分泌されます。

信頼のおけるセラピストから、信頼性のある成分が含まれた精油でトリートメントされると、お客さまのオキシトシンの分泌がいっそう上がり、さらに効果が高くなりますね！

コラム　最新の自律神経理論「ポリヴェーガル理論（多重迷走神経説）」

神経の進化の点から、心の働きが神経の働きに大きく影響を受けています。

ポリヴェーガル理論では、自律神経の働きを別の視点でみます。この理論は、アメリカ、イリノイ大学のポージェス博士が１９９４年に提唱しました。

自律神経の働きは、自分の身体の調節のためというよりもむしろ、敵から身を守ったり、社会的な絆を築いたり、といった他の個体との関係性に適応するために進化したというのが、ポリヴェーガル理論（多重迷走神経説）です。

進化の過程に合わせて、副交感神経説的な2種類の迷走神経と、交感神経の3段階の段階の神経が生まれました。

迷走神経は、脳幹から出発し、主に胸は腹部の内臓を支配する副交感神経と重なります。

迷走神経は2つに分けられています。①背側《はいそく》迷走神経は、横隔膜より下の部分で、主に消化器官につながり、主に消化器を動かします。②腹側《ふくそく》迷走神経は、横隔膜より上の部分で、心臓、呼吸器系につながっています。

副交感神経の働きは、「リラックスや休息」というのが一般的な解釈です。しかし、2種類の副交感神経説は、別の働きをしています。

ポージェス博士が論文で取り上げた、飛行機事故のインタビューを例に考えてみます。

●飛行機事故にあった乗客の反応は3パターンでした。
①ショックで気を失ったり、頭が真っ白になり、フリーズした状態になる。
②興奮する（悲鳴を上げて大騒ぎしたり、怒りをぶつけたりする）。
③冷静に対応する（スタッフと一緒に、まわりを落ち着かせようと協力）。

この反応をポリヴェーガル理論に当てはめます。①背側迷走神経（副交感神経）は、進化的に最も古い神経系であり、横隔膜より下の消化管が中心です。消化器官は原始的な生物にもあり、きわめて過剰な副交感神経的な状態です。

これは、外敵に襲われたときに死んだふりをする行動です。生物では、死んだふりをして動かずにその場をやり過ごす戦略は、珍しい行動ではありません。また、集団の中で死んだふりをすると、「動くもの＝餌」と認識している生物も少なからずいますし、動き回っている他の個体が目につくため、ジッと身を潜めてやり過ごすことで生き残る戦略をとるので、社会性のある生物とはいえません。

闘争できない危機的な状況に陥ると、動物は、心臓、呼吸、筋肉などすべての身体的な働きを低下させ、身体はフリーズ（凍りつき）した状態となります。蛇《へび》ににらまれた蛙《かえる》のように動けなくなったり、人間でもあまりのショックに足がすくんで身動きがとれなくなったりします（フリーズする）。心の働きとしては感情がマヒしたり、頭が真っ白になって何も考えられなくなったりするなど、身体活動が減退した状態になり、活動性がなくなります。この状態が続くと、抑うつや無気力になり、副交感神経優位の疲れを感じるようになっていきます。すなわち、少し動くだけでも疲れる、やる気が起こらない、小さなことが気になる、落ち込みやすい、朝起きるのがおっくうになるといった問題を抱えることが多くなります。

次に古いのが②交感神経系です。危機に遭ったときに興奮したり、怒ってしまう場合は、交感神経が働いています。これは「闘争か逃走（ファイトｏｒフライト）」反応ともいわれ、心拍や呼吸が増加し、筋肉がかたくなります。逆に攻撃を仕掛けたり、全力で逃げのびようとする働きです。

この状態では身体は戦闘状態にあるため、それが続くと疲弊してしまいます。心理的には不安が高い、いつも体が疲れている、イライラする、興奮して夜眠れない、血圧が高い、血糖値が高いといった状態で、交感神経が優位な疲れを感じます。

一番新しい③腹側迷走神経は、共同社会で生きる哺乳類から登場しました。この神経は、危機を乗り越えようと仲間と一緒に働くように作用します。「仲間と一緒に」という社会性とともに、この危機を乗り越えようとするのです。

③腹側迷走神経は、心臓、呼吸器系が関係し、人と交流するために発達する器官です。自分の意志ではこの３つの反応をどれにするかを選ぶことができず、自動的に３つのどれかで対応することになります。①②は、バランスがとれずに極端になっているとき、③バランスがとれたときにできることです。

サポートする精油(成分)	危機対応の仕方	起源	神経系
・ブラックスプルース（モノテルペン炭化水素類/針葉樹） ・マンダリン（モノテルペン炭化水素類/柑橘系） ・シナモン・カッシア（芳香族アルデヒド類） ・クローブ（フェノール類）	凍りつく	一番古い脊椎動物のはじめから	①背側迷走神経複合体（副交感神経）無髄神経 ＊横隔膜より下の主に消化器系に
・カモマイル・ローマン（エステル類） ・ラベンダー・アングスティフォリア（エステル、モノテルペンアルコール類）	行動（闘う／逃げる）	魚類の誕生とともに	②交感神経
・ラヴィンツァラ（酸化物類、モノテルペンアルコール類） ・ローズウッド（モノテルペンアルコール類） ・ローレル（酸化物類、他色々）	社会に関わる 鎮静	哺乳類の誕生とともに	③腹側迷走神経複合体（副交感神経）有髄神経 ＊横隔膜より上の心臓、呼吸器など（他者と交流する時に使うところ）

たとえば、子犬同士がじゃれあって遊んでいるときは、牙をむいたり、ひっかいたりしますが、深く傷つけることはありません。適度に闘争状態（交感神経）になりながら、相手の様子をうかがい、気遣いながら、遊んでいる（③の状態）からです。

やさしいなでさすりのタッチングでオキシトシンを分泌させ、過度な状態を鎮め、第三段階目の神経状態へ導きます（触られたくない場合は、セルフからでもよい）。

日常生活で普段からオキシトシンが出ていると、③の状態を保ちやすくなり、①や②のような極端な状態になりにくくなります。

たとえば、問題行動のある発達障害の子ど

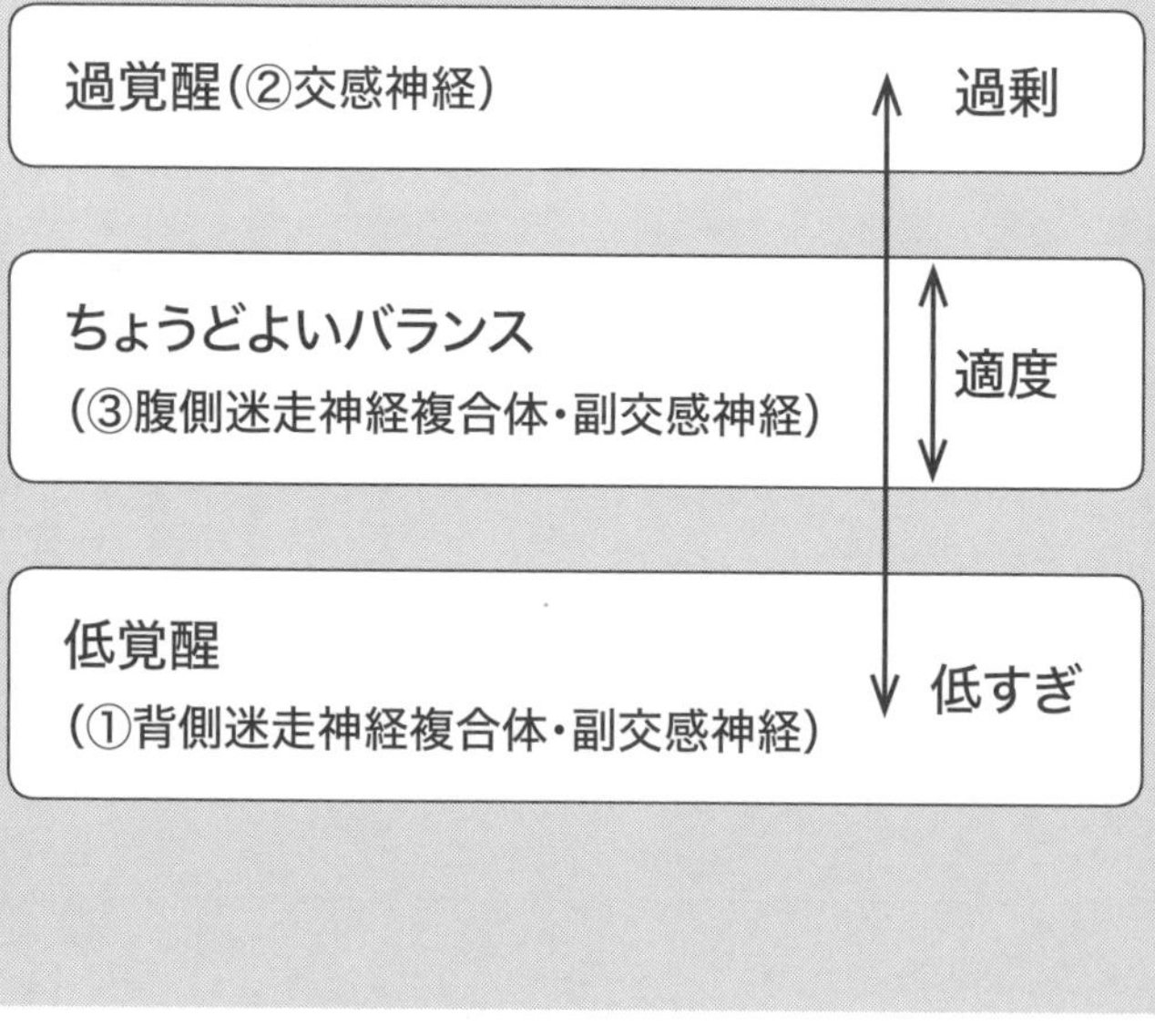

もたちに、やさしいタッチングを毎日行った結果、問題行動が激減しました。

トリートメントを受けたり、やさしくタッチされることは、自分を大切にされたと感じ、自分を丸ごと認められ、支えられているような体験となります。普段、無意識で肩に力を入れてがんばっているのを、アロマトリートメントを受けると、こわばった心と身体がなだめられるのです。

オキシトシンは背側迷走神経に多くの受容体があり、フリーズ状態から解放してくれます。①副交感神経（背側迷走神経複合体）も②交感神経もどちらもよい状態へ導いてくれるのです。①、②の土台がしっかりすると、③副交感神経（腹側迷走神経複合体）が働けます。

タッチングは身体に触れる行為ですが、結果的に心にも触れ、ほぐしています。ストレスや病気や、問題が何であれ、悩んで苦しむ存在を丸ごと受け入れてくれるものです。それは不安やストレスで心身がなえてしまった人には、貴重な体験です。

そして、人の手によって癒やされる体験をすると、社会的自己が目覚め、今度は人のために何かをすることに、喜びを見出すようになるのだと思います。人はだれかに必要とされ、大切にされることでしか、生きる価値を見出すことはできないのかもしれません。

現在、アロマスクールの生徒さんとチームを組み、緩和ケア病棟でのボランティアを行っています。メンバーの交流ミーティングでは、自己紹介を兼ねて、どういう報酬（ボランティアなので金銭ではない）を得ているか?ということを全員に話してもらいます。

・患者様との触れ合いで、充足感が得られる。
・自分にも役に立てることがあり、喜びを感じる。
・この活動は、自分の居場所と感じる。

「活動そのものが報酬である」と感じることは、社会の中で自分らしく生きているということです。癒やしは、人を健康にする土台であり、共同社会をつくる土台でもあるといえます。

【第2章】
精油成分の働き

植物に含まれる成分の分類分け

精油には、さまざまな成分が含まれています。

含有率0.01パーセントまでを含めると、数百もの成分がたった1つの精油に含まれます。ただ、さまざまな作用が期待できる一方で、精油に含まれる数百の成分をすべて考慮することは難しいのが現状です。


動けない植物は、生き延びるために形を変え、さまざまな成分をつくり出します。

植物の生きる環境や生存戦略から香り成分の働きを考えると、植物がなぜこのような香り成分をつくり出すのかを、すんなりと理解できるようになります。

植物が環境に適応するためにつくる香り成分は、私たちが生きている外部環境と体内の自律神経の働き（ホメオスタシス）と重なります。さらに香りは、嗅覚を通して自律神経系、内分泌系の命令系統である視床下部へダイレクトに働きかけるので、身体全体に影響を与え、自然治癒力を底上げすることで、不調を改善することができます。

芳香成分を自律神経の働きに応じて、作用を大きく3つに分け、目的に応じて、体内に取り入れると、自律神経のバランスが調整されていきます。

【1】強壮作用が得意なグループ

- ・フェノール類
- ・芳香族アルデヒド類
- ・モノテルペン炭化水素類(針葉樹)
- ・モノテルペン炭化水素類(柑橘)
- ・セスキテルペン炭化水素類(＋)
- ・セスキテルペンアルコール類
- ・ジテルペンアルコール類

【2】調整役が得意なグループ

・モノテルペンアルコール類
・酸化物類
・ケトン類
・フェノールメチルエーテル類
・セスキテルペン炭化水素類（－）

【3】鎮静作用が得意なグループ

・テルペン系アルデヒド類（特に身体のクールダウンが得意）
・エステル類（特に頭のクールダウンが得意）

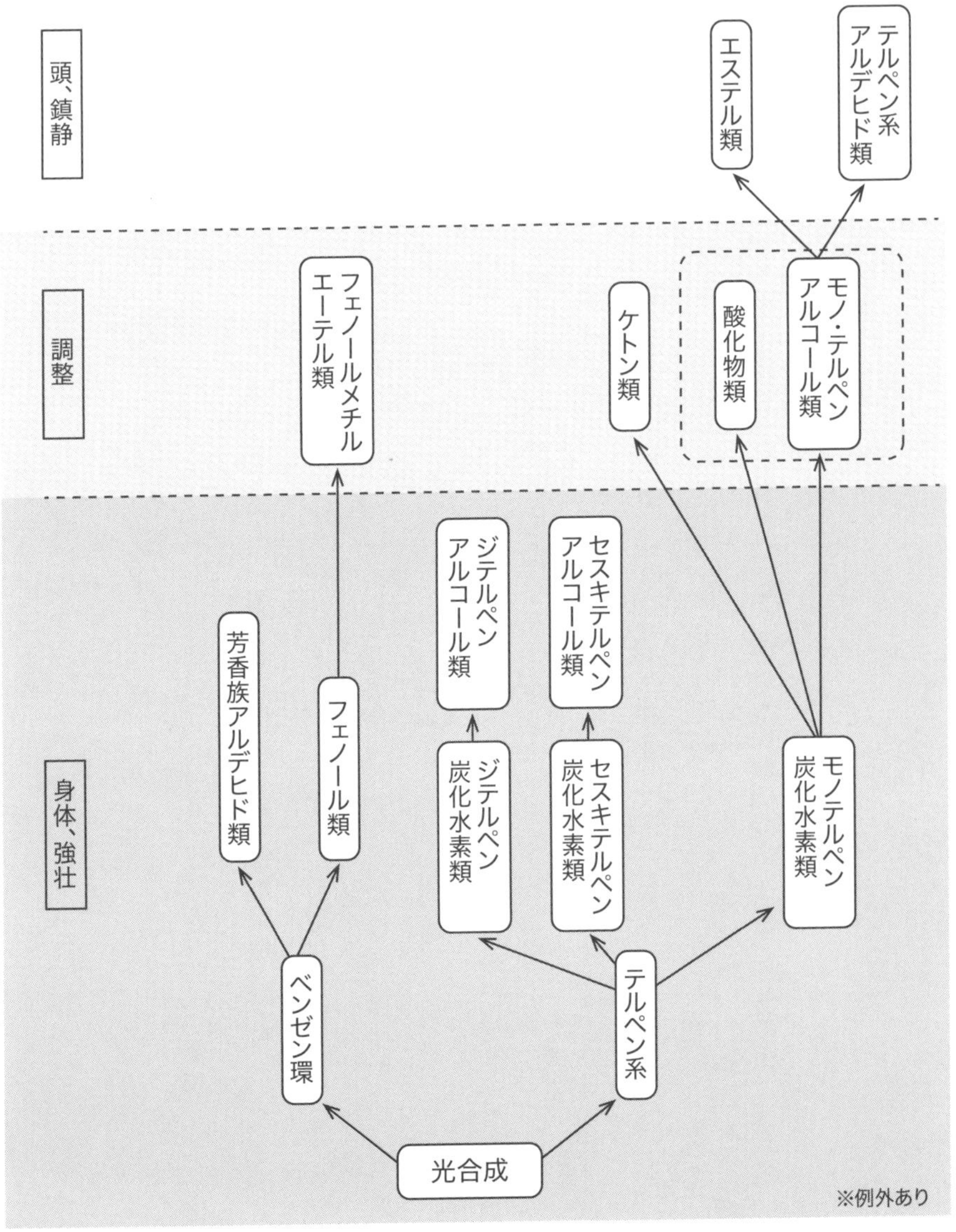
頭、鎮静
調整
身体、強壮
テルペン系アルデヒド類
エステル類
モノ・テルペンアルコール類
酸化物類
ケトン類
フェノールメチルエーテル類
ジテルペンアルコール類
セスキテルペンアルコール類
芳香族アルデヒド類
フェノール類
ジテルペン炭化水素類
セスキテルペン炭化水素類
モノテルペン炭化水素類
ベンゼン環
テルペン系
光合成
※例外あり

コラム　植物の進化と植物成分

植物は光合成を行うことで、生きるための栄養を自給自足できる、地上で唯一の存在です。この光合成でつくられた栄養（いわゆる、でんぷん）から、自分自身の身体や成長するエネルギーをつくっています。

植物の中で、現在、最も進化しているのは被子植物です。第1章でも少し触れましたが、海の中にいた生物が、地上に住めるようになったのは、植物が出す酸素があるためです。

植物の進化の過程を順番に見ていきましょう。

①約20億年前（先カンブリア時代）には、海中に海藻のような藻類が出現しています。シアノバクテリアといわれる光合成ができる生物によって、地上に酸素が増えました。今と比べると、地上の酸素は１００分の1しかなかったのですが、この海の中で藻が光合成をして酸素を地上に増やしました。

②水中から地上へ生活環境を移したのが、コケ類です。

〈植物の進化と成分変化〉

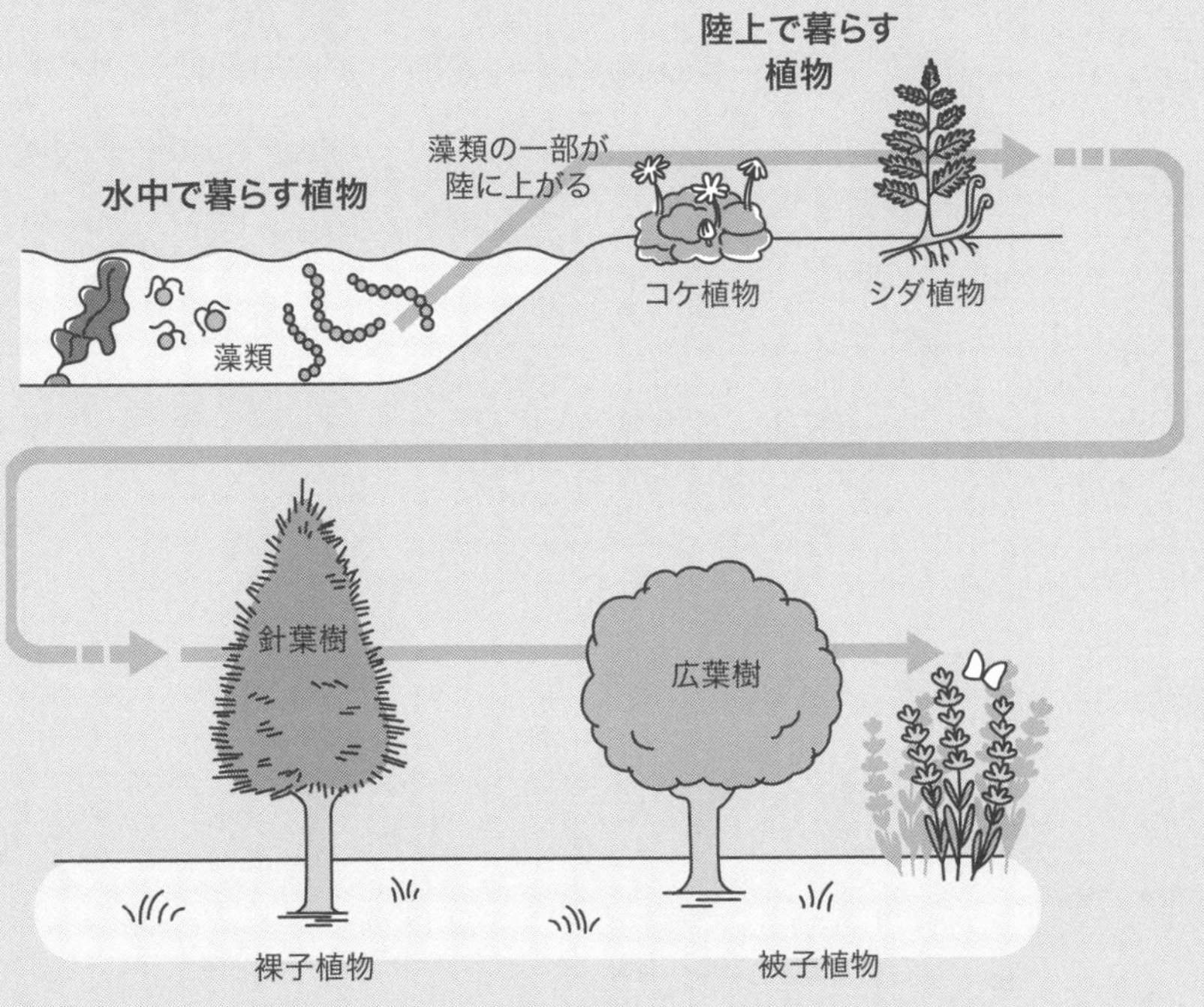
陸上で暮らす
植物
藻類の一部が
陸に上がる
水中で暮らす植物
藻類
コケ植物
シダ植物
針葉樹
広葉樹
裸子植物
被子植物

地上にオゾン層ができたことで、生物が地上で生きられるようになりました。しかし、初期の段階は、まだ水辺の湿った場所で、コケ類しか生きられません。このとき誕生した香り成分が、ベンゼン環グループです。

精油のベンゼン環グループに含まれるフェノール類、芳香族アルデヒド類は、比較的水になじみやすい性質をもちます。

③古生代石炭紀には、シダ類が出てきました。

水辺より少し離れた、乾燥した場所でも生きられるように進化しました。このため、広い場所で大繁殖し、樹木のように大きくなりました。この時代のシダ類の化石が、現代の燃料である石炭です。

④種子を持った種子植物が誕生します。

①～③は胞子で増えます。胞子は水分のある場所でしか生息できませんでした。しかし、④の植物は種をつくることで、水分の少ない場所でも生息できるようになりました。

種をつくるために、花という生殖器官ができました。種は栄養が豊富に含まれ、遠い場所でも育つように繁殖しやすく進化したものといえます。

種をもった植物は、裸子植物と被子植物の2つに分かれます。テルペングループは、ここに多く含まれています。

裸子植物の代表は杉、松、ヒノキなどで、針葉樹です。針葉樹のほうが古く、単純な構造をしています。

被子植物の樹木の代表は広葉樹です。針葉樹に比べて複雑な構造です。

このように進化した植物が、どのような場面で香りを使うのか、1つ1つ見ていきましょう。

強壮作用が得意なグループ

芳香成分とは、植物にとってのコミュニケーションツールです。植物にとって、一番最古の香りは「ベンゼン環グループ」です。

【フェノール類】

私たち人類も同じですが、初期の人類は、現代人よりも生命力が強いですよね。現在のように、しっかりした服やコンクリートの家がなくても生き延びる力がありました。

食べ物にしても、現代は火を使用することで、かたい根菜類も食べやすくしています。肉類もしっかり焼いているので、食中毒の原因になる寄生虫も少なく、より手軽に豊富な栄養がとれます。太古の時代は、植物も人間も、生き延びること自体がたいへんだったのです。

そのときの植物のコミュニケーションツールになっていた「ベンゼン環グループ」の芳香成分には、私たちの身体の生命力を上げる力強さ（強壮作用）を豊富に含んでいます。同時に、荒々しさも含みます。ベンゼン環グループの芳香族アルデヒド類やフェノール類は、一番皮膚刺激が強い成分です。

①主な作用

強い抗感染（抗菌、抗ウィルス、抗真菌）、免疫刺激、強壮、抗寄生虫、温める

②代表的な精油（太字で示した精油は6章で詳しく紹介）

クローブ、オレガノ、タイム・チモール、タイム・サツレオイデス

③成分の特徴

スパイスに使われる精油です。日本でも古くから刺身などの生魚にはワサビを添えて食べてきました。また、食品の細菌やカビの発生しやすい熱帯地域では、多くのスパイス料理が多用されてきました。

細菌を殺したり、増やしたりしないようにスパイスが使われます。スパイスをふんだんに使

う韓国では、食中毒が日本の3分の1程度だそうです。スパイスは、殺菌効果とともに、強い刺激で心や身体を目覚めさせ、温める働きがあります。

刺身につけるわさびは、ごく少量ですよね！　使いすぎると刺激が強すぎます。精油も同じように、決して多量に使わないでください。ほんの少量をピリッと効かせてくださいね。刺激もかなり強いので、要注意！　このフェノールと芳香族アルデヒドのグループは、精油の構造自体が特殊で、かなり刺激が強い成分です。

私がよく訪れる、東京薬科大学の学食にある薬膳カレーには、クローブがたっぷり入っています。そんなに辛くないのですが、スパイシーでピリピリします。冬の寒い時期はこのカレーを食べると身体が温まり、屋外の薬草園も楽しく見学できます。

強い抗菌力と、敵と戦う免疫の攻撃力を上げるのが魅力的な一方で、皮膚を荒らすので、ほんの少量（ごく薄めて）使用してください（芳香浴は問題なし）。身体を元気にし、血圧を上げる一方で、痛み止めの効果もあります。猫は代謝できないので、特にこのグループは注意してください（芳香浴も含めて）。

④エピソード〈クローブ〉

普段は柑橘系の香りが好きな女性が、ハードな仕事で体力も限界となり、体調をくずしてサロンにいらっしゃいました。以前は「強すぎて苦手」といっていたクローブの香りを試してもらったら、今回はすごくしっくりきたと、その変化にご本人も驚いていました。この香りの好みの変化で自分の体力の限界に気づき、「今の自分には必要」とのことで、クローブ精油を持ち帰られました。

【芳香族アルデヒド類】

①主な作用

強い抗感染（抗菌、抗ウィルス、抗真菌）、免疫刺激、強壮、温める

②代表的な精油（太字で示した精油は6章で詳しく紹介）

シナモン・カッシア、シナモン（樹皮）

③成分の特徴

身体を温める作用が抜群です。香りの強さも抗菌力も、身体を温める力もナンバーワン。ただし、刺激もかなり強いので要注意！　フェノールと芳香族アルデヒドのベンゼン環グループは、原始的な力強い一方で、皮膚への刺激が強いのです。

フェノール類と同じく、スパイスの精油です。熱帯地域で、食品の細菌やカビの発生しやすい地域では、多くのスパイス料理が多用されてきました。細菌を殺したり、増やしたりしないようにスパイスが使われます。

フェノール類のクローブも、このグループのシナモン・カッシアも、漢方では温める力が抜群です。熱性で、身体の芯からの冷え、風邪のひきはじめに使う葛根湯に含まれます。甘くスパイシーな香りで芳香性健胃薬として、食欲不振や消化不良、温めると楽になる胃痛などに使われています。

④エピソード〈シナモン・カッシア〉

かなりの冷え症の生徒さんはむくみやすいので、ブレンドオイルを1年中使っています。ブレンドにシナモン・カッシア精油を1滴加えると、温まり度が一気にアップ!

冷え症ではない方は、夏用のブレンドに入れると、暑くなりすぎることがあります。

ベンゼン環グループの次に生まれたのが「テルペン系成分」です。テルペン系グループは、モノテルペン炭化水素類、セスキテルペン炭化水素類という、主に樹木の精油です。

【モノテルペン炭化水素類(針葉樹)】

植物の進化からみると針葉樹は歴史が古く、3億年ほど前に誕生しました。針葉樹の全盛期は1億5000万~6500万年前の恐竜が生きていた中生代(ジュラ紀~白亜紀)です。氷河期の寒い時代を乗り越えて生き残っています。進化した植物である被子植物が現在25万種以上あるのに比べると、800種ほどと、ぐっと少なくなっています。

針葉樹は、風によって花粉を運んでもらうため、虫や鳥などの動物は外敵ともいえます。植物自身の体を傷つけかねない外敵から身を守ることが大切になります。

モノテルペン炭化水素類は副腎を強壮する作用があり、セスキテルペン炭化水素類(+)は、すべての器官を強壮する作用があります。

①主な作用

うっ滞除去、副腎皮質ホルモン様、抗炎症、抗菌、抗ウィルス

②代表的な精油（太字で示した精油は6章で詳しく紹介）

ヒノキ科　サイプレス、ジュニパー
マツ科　ブラックスプルース、アカマツ・ヨーロッパ、パイン

③成分の特徴

針葉樹の精油には、ストレスの特効薬である副腎皮質ホルモンと同様の作用があります。副腎皮質ホルモンといえば「ステロイド剤として肌に塗る強い薬品」という印象があります。しかし、実際は、私たちの体内でもつくられています。その働きは、アレルギーや炎症を抑えたり、ストレスに抵抗するために身体を元気にしたりする機能です。血糖値を上げてストレスと戦う、身体を戦闘モードにするため、抗ストレスホルモンと呼ばれています。ストレスフルで疲れているとき、花粉症やアトピーなどのときに役立ちます。

森に行ったり、木の多い場所で森林浴をしたりすると、ストレスが和らぎ、身も心もリフレッシュできますよね。これは、植物が分布しているピネンなどの成分です。ピネンは、森の香り、なかでも針葉樹に多く含まれます。

針葉樹は、森林浴効果といわれる「フィトンチッド」を出しています。このフィトンチッドは、「植物＝フィト」「殺す＝チッド」という意味で、植物による抗菌、殺菌作用を指しています。ロシアの植物学者がつくった言葉です。

フィトンチッドは、ピネン等に代表される針葉樹から出る香りです。

針葉樹は、常緑樹で、葉が針状のものが多く、スギ、ヒノキ、マツ、モミの仲間たちです。日本で針葉樹林がある場所は、主に北海道やアルプス山脈など寒いところです。

クリスマスツリーとなる木も針葉樹ですが、北国では何か月も雪に埋もれたままです。針葉樹たちには自分の身体を守る家はないけれど、雪にさらされ続けても耐えられる、自然適応力が優れています。

針葉樹は常緑樹のため、寒くても、葉を落とさずに光合成をし続けます。そのため、葉の表面積を小さくして（葉は針状です）、水分を蒸発させないように油をたくさん出して（精油の素）、寒さに抵抗します。

このように、針葉樹たちは自分の身を守るため、「寒さ」というストレスフルな状態でも元気に生きていけるように、体内で元気の素をつくり出すことができます。そのため、針葉樹に多く含まれるモノテルペン炭化水素類（前述のピネンもこのグループ）が役立つのは納得ですね！　また針葉樹たちが作る成分は、古い時代のものだけあって、構造が一番シンプルで軽い芳香成分です。森林浴を部屋で再現したかったら、針葉樹の精油たちが役立ちます。

前述の針葉樹に多く含まれるモノテルペン炭化水素類は、この副腎皮質ホルモンの作用があり、ストレスフルで疲れているとき、花粉症やアトピーなどのときに役に立ちます。

【モノテルペン炭化水素類（柑橘）】

①主な作用

うっ滞除去、副腎皮質ホルモン様、抗炎症、抗菌、抗ウィルス、消化促進（柑橘系果皮の精油はｄ－リモネンを多く含む）

②代表的な精油（太字で示した精油は６章で詳しく紹介）

オレンジ・スイート、**レモン**、ベルガモット、**マンダリン**、グレープフルーツ、柚子

③成分の特徴

柑橘系の香りは、針葉樹の精油よりも、明るく、軽く、さわやかです。特に消化器系の動きを活発にし、身体を温めて活性化させます。リフレッシュという言葉がぴったりで、針葉樹よりも軽い症状のストレス緩和に向きます。

柑橘系は果実の皮から蒸留します。果物の実は木にとっての子どものような存在で、若々しいフレッシュな感じがうなずけます。また、実は丸くオレンジや黄色いビタミンカラー、太陽のようなイメージで、気持ちをリフレッシュさせ、気分を明るくします。

疲れるとすっぱいものが欲しくなりますよね。本来、未熟なものは酸味を感じますが、果実は子どものようなものなので、未熟なものに通じます。

唾液がたくさん出ると、消化管の活動が活発になります。副交感神経優位となり、血流がよくなり、活性化します。

④エピソード〈オレンジ・スィート〉

ご家族が緊急入院で集中治療室に入られた女性は、1週間ほど窓のない部屋で泊まり込みでつき添いをしていました。病院に香りをいくつか差し入れすると、彼女が選んだのはオレンジ・スィート。「ルンルンする感じ！　病室にはそういうものは1個もなかったな」とようやく笑顔になりました。緊張と疲労いっぱいの彼女の表情を変え、太陽のような明るさと温かさを感じさせるオレンジの香り。柑橘系の力を改めて再確認しました。

【セスキテルペン炭化水素類（十）】

セスキテルペン炭化水素類は、樹木たちに多く含まれます。樹木の幹は、その植物の大黒柱であると同時に、生きるための水分や栄養を隅々にいきわたらせる師管や導管があるところです。つまり、生命を維持するために必要なところです。私たちの身体でいうと、幹は骨格であり、師管や導管は血液や血管にあたります。

①主な作用

強壮、刺激

②代表的な精油（太字で示した精油は6章で詳しく紹介）

パチュリー、**イランイラン、フランキンセンス、**ミルラ、スパイクナード、**クローブ、**アトラスシダー、ヒマラヤスギ

③成分の特徴

個性派ぞろい。精油にこの成分が含まれる割合が少なくても、重くて強い、印象的な香りになります。

大地のようなどっしりとした印象、くっきりした強い香り、力強さがあります。しっかりと土に根を下ろす木々の豊かさなど、自然を連想させます。

また一方で、宗教上の神事として使う香りにも、微量ですが、含まれています。宗教上の神事として使う香りには、「神と人との間をつなげる」という目的があります。

β－カリオフィレンもこの１つです。フランキンセンス、ミルラ、スパイクナードなど宗教儀式で使う精油でもあり、緩和ケア病棟でもよく使われます。慢性的な疼痛《とうつう》緩和に役立つからです。

トウモロコシに使うと、成長促進剤として、根を1.5倍ほど成長させます。人間でいえば、血管にある血小板は成長促進因子です。傷ができたときに、血小板には血を固め、成長因子を放出して損傷部分を修復する働きがあります。血小板の成長因子は、細胞増殖や血管の形成などに役立ち、損傷部位に直接働きかけて細胞増殖を促進し、修復機能を高め、痛みを鎮め、骨の再生を促すように関節のけがの治療に使われます。

β－カリオフィレンを疼痛《とうつう》緩和で使うのは、脳内麻薬的な疼痛緩和作用があるからです。私たちが痛みを感じるのは、ケガした場所から出る痛み物質が、脳に信号として届くからです。痛みの信号を脳に届ける前に止めて、痛みそのものを感じなくさせるような作用があります。

出産時や、長距離マラソン、夜通し仕事をするなど、ものすごく負荷がかかっているとき、私たちは脳の中で自然に脳内麻薬をつくり出します。脳内麻薬の作用とは、「ランナーズハイ」といわれるような、幸福感や陶酔感で、痛みや疲れを忘れさせる機能です。

神に捧げる香りにも、このような幸福感や陶酔感を促す成分が含まれているのは、納得できます。

セスキテルペン炭化水素類（＋）を70パーセント以上含むミルラの和名は没薬です。カンラン科の樹木の樹皮に切り傷をつけて、染み出た樹脂（松やにのようなもの）を蒸留したのが、ミルラ精油です。樹脂は、傷口から病原菌や虫が入らないように防御する役割をもっています。古代エジプトのミイラ作成にも、腐敗防止のために使われていたことが記録されています。そして、カトリック教徒には、フランキンセンスとともに、教会の香りとしておなじみです。

【セスキテルペンアルコール類】

時間が経つと植物の成分は、化学反応を起こします。セスキテルペン炭化水素が変化したものが、セスキテルペンアルコール類で、ジテルペンアルコール類もジテルペン炭化水素が変化したものです。この2つの成分は、限られた植物にごく一部、存在します。

モノ（mono）テルペン、セスキ（sesqui）テルペン……。同じような名前ばかりでややこしいですよね。

テルペンは、松やにからとれるテレピン油にちなんだ名前です。

モノテルペンは炭素10個（C10）、セスキテルペンは炭素15個（C15）、ジテルペンは炭素20個（C20）というふうに、炭素5個で1つの単位となり、2つ、3つ、4つとつなげていきますので、Cの数は5の倍数になります。増えていくほど分子量も大きくなります。

これらは揮発性が高く、空気中に漂い、鼻に届いて匂いとして認識されます。C20個以上になると、重すぎて空気に漂うことができないので、香りません。

これらのグループは、さまざまなホルモンに働きかけます。重くて強い印象的な香りで、それぞれ性質が異なる個性派ぞろいです。

①主な作用

うっ血除去、ホルモン様、強壮

②代表的な精油

サンダルウッド、パチュリー、ニアウリ・シネオール

③成分の特徴

セスキテルペンアルコール類が70パーセント以上含まれるサンダルウッドは、木の幹の中心（心材）から蒸留します。

セスキテルペングループは、１人１人がかなり違う個性派ぞろい。サンダルウッドだけにしかない成分、パチュリだけにしかない成分をつくります。重くて強い、印象的な香り。セスキテルペンは、モノテルペンよりも重い香りです。セスキテルペンが多く含まれると、重いベー

スノートの香りになります。

セスキテルペンはモノテルペンに比べて分子量が大きく、揮発しにくい（香りになりにくい）ため、熱を加えて長い時間香らせるお香にも使われます。


たとえば、サンダルウッドの和名は白檀《びゃくだん》。お香の原料としてもよく使われています。お花のような甘い香りではなく、東洋的で澄んだ静かな香りです。この香りで気分が落ち着くという人も多いです。

お香の香りで宗教儀式に、香水としても長年使われてきました。サンダルウッドはきれいな木目をしており、高級家具、仏像、扇子にと非常に幅広く利用されています。これは、セスキテルペンの香りが残りやすく、木材の形でも非常に長期間にわたって香りを放ちつづけることができるからです。

この白檀の香りは、上品な香り、よい香りと評価されています。


個性的な香りほど、好き嫌いがハッキリします。香りの良し悪しは、人によりさまざまで、年齢や時代による変化もあります。そのため、サンダルウッドは、子どもや若い年代の人には、しつこい香りとして受け止められることが多く、息を止めるほどいやがる子どももいます。お香＝お葬式の香りという、心理的な部分が大きく関係しているのかもしれません。

【ジテルペンアルコール類】

①主な作用

ホルモン様、強壮

②代表的な精油（太字で示した精油は6章で詳しく紹介）

クラリセージ、サイプレス

③成分の特徴

ジテルペングループに含まれる精油は数少ないです。というのも、これ以上重くなると揮発しないので、香りにならないからです。含まれる精油もごくわずかです。

割合が少なくても、重くて強い、印象的な香りです。ジテルペンアルコール類を含む精油は、クラリセージ、サイプレスとも1パーセント以下、ごく微量しか含まれません。

ホルモンは体内に100種類以上あり、ごくごくわずかな量でも、私たちの身体がきちんと働くように作用します。自律神経とホルモン系は、生きていくために欠かせない身体の恒常性維持（ホメオスタシス）を保つ二大柱です。

クラリセージ、サイプレスに含まれるジテルペンアルコール類の成分は、女性ホルモンのエストロゲン様作用です。女性ホルモンは、女性らしい容姿をつくり、妊娠や出産など女性特有の機能を整える作用を担っています。

エストロゲンは、脳の視床下部、下垂体からの指令により、卵巣で作られます。その量は一生分でわずかティースプーン1杯程度にしかなりませんが、女性の身体に大きな影響を与えます。また、一生を通じて同じ量が出続けるわけではなく、成長とともに増え、20代後半をピークに減少していきます。

このようなことからわかるのは、ホルモンでも芳香成分でも、わずかな量で効果を発揮するということです。

エストロゲンが減少する代表的な要因が更年期です、更年期（45～55歳）は、閉経前後にエストロゲンが急激に減少することで起こる、一種の自律神経失調です。

急な坂道を転げるように、エストロゲンの急激な不足が起こりますが、エストロゲンを外から補う（増やす）ことでゆるやかな坂道にし、身体が不足状態に慣れるよう、サポートに使います。

また、エストロゲンには妊娠の準備をする役割があります。卵巣内の卵胞を成熟させ、受精卵を育てるために、子宮の内側で内膜を厚くします。血の巡りをよくして、肌の潤いと弾力を与えることにより、「女性らしさをつくる」ホルモンとも呼ばれています。

エストロゲンは女性にとってうれしいことが多いのですが、では、多ければ多いほどいいのでしょうか？

実は100年前の女性と、現代女性では月経の回数が100回以上違うのです。まず栄養状態がよくなり、初潮年齢が早くなりました。次に、妊娠・出産で13～22か月生理がなくなります。私の祖母は、子どもを5人産んでいます。合計すると、100回以上生理をお休みする時期があるのです。

現代女性の3人に1人が、子宮筋腫や子宮内膜症といわれます。乳がんは女性が最もかかりやすいがんで、現代は増加し続けています。50年前、乳がんにかかる確率は50人に1人でしたが、現在は12人に1人です。

子宮内膜症や、子宮筋腫は、エストロゲン過剰で悪化します。その他、乳がんや子宮体部がんも女性ホルモンの過剰によるものです。

そのため、セスキテルペンアルコール類、ジテルペンアルコール類を含む精油を、乳がん、子宮体がん、子宮内膜症、子宮筋腫の方は、使用しないでください（皮膚から吸収させない）。また、妊娠出産に影響を与えるのが女性ホルモンなので、妊娠中も使わないでください。

調整役が得意なグループ

【モノテルペンアルコール類】

モノテルペン炭化水素類が変化すると、モノテルペンアルコールになります。

植物の歴史を見ると、3億年前に針葉樹が生まれ、1億年前頃に広葉樹が登場しました。広葉樹は針葉樹よりも進化した植物です。モノテルペンアルコール類は広葉樹やハーブ（草花）などに幅広く含まれています。針葉樹は風で受粉しますが、進化した広葉樹は、蜂や鳥などの虫や動物たちと交流して、受粉を手助けしてもらっています。

また植物は、さまざまなものと交流するとき、自分自身の身を守る必要も出てきます。

①主な作用

幅広い抗感染（抗菌、抗ウィルス、抗真菌）、免疫調整、神経強壮

②代表的な精油（太字で示した精油は6章で詳しく紹介）

ホーウッド、ローズウッド、**マジョラム、ゼラニウム、ティートゥリー**

③成分の特徴

細菌やウィルス、カビなど幅広い菌に対応、免疫力を高める作用もあり、感染予防に役立ちます。また、神経系を穏やかに元気にしてくれます。刺激が少なく、感染予防から毎日のスキンケアまで、安心して子どもから高齢者まで使えるやさしい成分です。

この成分は、主に葉から蒸留されることが多いです。葉の表面に匂い袋（芳香分子）があり、虫が葉の表面を歩いたり、葉を食べたりすると匂い袋が破れます。私たち人間にとってよい香りでも、虫にとってはいやな香りであるため、虫は逃げていきます。植物は、病気になったり、虫に食べられたりしないために、匂いをつくって、自己防衛しているのです。

同様に人間の皮膚も、自己防衛システムがあります。皮膚は人体最大の免疫器官といわれ、外の世界と自分を分ける壁です。この壁を清潔に保ち、バクテリアが入るのを防ぐのをサポートしてくれます。

また子どもは、乳児のように家庭の中だけで育てているよりも、幼稚園など社会生活がはじまると、さまざまな感染症にかかりやすくなりますよね。社会に出て、自分以外の人間と出会うことで、自分と他人は違うと認識し、自分を改めて知り、社会になじむように調整しはじめます。

身体の働きも一緒です。気温が、冬は0度、夏は30度以上でも、私たちの体温はほぼ36度をキープしています。これは外界の変化に関わらず、体内は一定であるホメオスタシス（恒常性の維持）が働いているからです。ホメオスタシスの大きな柱の1つが自律神経系です。

免疫力とは、自分以外と自分を見分けて、自分ではない病原体を外へ追い出す力のことです。このように、外での交流がはじまると、自分と外界を調整する力が必要となります。

広葉樹やハーブ（草花）など幅広く含まれています。動物と違って、植物は自力で移動できないため、細菌やカビの繁殖を防ぐ香り物質を出すことで、病気になるのを防いでいます。

④エピソード〈ローズウッド〉

ローズウッドは、モノテルペンアルコール類を95パーセント以上含みます。

アマゾンの熱帯雨林で30メートルにも成長するローズウッドは、バラを思わせるような甘く落ち着いた香りです。精油は木部（幹）からとれます。木（幹）は人でいうと、骨格にあたるような支柱になるところです。

30メートルにもなる大きな木はどっしりとしたたたずまいで、身体の支えとともに気持ちも支え、どっしりと落ち着かせ、気持ちの安定をサポートします。

ゴールデンウィークの長い休暇が終わるころ、この香りを手にする人が増えてきます。

環境の変化が多い新年度から1か月が過ぎ、緊張や疲れがピークに達し、連休を機に張りつめていた糸が切れ、なんだか気分や体調をくずしてしまう、五月病といわれる症状のときに、必要な方が増えてくるのです。

アマゾンの熱帯雨林でのびのびと育ったバラの花の香りに似た、甘くやさしいさわやかな香りが疲れきった神経系を力づけ、心の安定が必要なときにピンとくる方が多いです。

【酸化物類】

①主な作用

抗カタル（喉や鼻の炎症を抑える）、免疫調整、抗菌、抗ウィルス、去痰

②代表的な精油（太字で示した精油は6章で詳しく紹介）

ユーカリ・ラディアタ、ラヴィンツァラ、ローズマリー・シネオール、ローレル

③成分の特徴

抗カタル、つまり喉の痛みや鼻づまりを緩和する作用や、痰を排泄するなどの作用、免疫力の向上、抗ウィルス作用などがあり、予防から不調対策まで、呼吸器系の疾患に欠かせません！

成分は、おもに1,8シネオールを多く含みます。1,8シネオールは別名ユーカリプトール（eucalyptol）と呼ばれるほどユーカリに多く入っています。

ユーカリ属の仲間たちは、学名が*Eucaryptus*ではじまります。Ｅｕは英語のｗｅｌｌです。ｃａｒｙｐｔｕｓは、「覆いをかぶった」状態を表しています。これは「蓋をしっかりとされている」という意味を表しています。

花を開きたいけど、「帽子」をかぶせて押えている感じです。ユーカリの種は、葉の香りである1,8シネオールで成長を抑え込まれているのです。1,8シネオールは、成長を抑える役目があります。学名はその様子を表しています。たまに自然発火、山火事が起こると、成長を抑える葉が燃えてなくなります。そうすると、種の発芽の抑えが外れ、新しく、芽吹くことができるのです。

④エピソード〈ユーカリ〉

オーストラリアの森の75パーセントを占めているのが、ユーカリの木なのです！　ユーカリの種類が５００以上もあるのも、納得ですよね。ユーカリの森は、自然発火で山火事になることでも有名です。この自然発火の原因も、ユーカリの葉にたっぷり含まれている油（＝香り成分）です。

葉から出る「香り成分」が、成長を抑えます。これを「アレロパシー」というのです。ユーカリに限らず、別の植物を成長を止めるアレロパシーは、いろいろな植物で見ることができます。

アレロパシーをいい換えると、「自分以外の必要なもの以外は、いらない！」といっているのですよね。私たちの免疫力も、「私以外のもの（＝病原体）はいらない！」というしくみなのです。

ユーカリは、火の力を使って、自分の生命力を高めています。このことから、私たちの心や身体の内側にも情熱の火を高めるサポートをしてくれているのを感じます。

【ケトン類】

①主な作用（太字で示した精油は6章で詳しく紹介）

胆汁分泌促進、去痰、粘液溶解、脂肪溶解、創傷治癒

②代表的な精油（太字で示した精油は6章で詳しく紹介）

ペパーミント、ローズマリー（カンファー、ベルベノン）、ヘリクリサム

③成分の特徴

「免疫」とは、自分と自分以外を区別して、他を排除する機能です。アレロパシーのシステムと同じです。ケトン類もまた、不要なものを体外へ追い出すのが得意です。

ねばねばした痰などをサラサラにして排出しやすくするので、咳などの呼吸器系のトラブルに使えます。また、脂肪溶解作用があり、不要な脂肪を外に出しやすくします。セルライト対策にも使えます。

ペパーミントの涼しくさわやか香りは、ガムや歯磨き粉など、香料として世界中に流通し、

慣れ親しまれています。しかし、妊婦が使えない歯磨き粉は販売されていませんよね？　この香料はメントールで、ケトン類は含まれていません。

ケトン類を含むペパーミント精油は、子供や妊婦には使えません。だから、夏の暑さ対策で、子どもや妊婦にペパーミント精油を入れたボディローションを使ってはいけないのです。常に手作りがベストというわけでありません。このような場合は、市販品のクールボディローションのほうが、ケトン類の心配がないので安心して使えます。

また、ヘリクリサムに含まれるβ－ジオンは内出血から素早く回復しますので、打ち身によるけがやあざ、治りにくい傷におすすめです。

注意　けいれん発作を誘発させたり、流産を引き起こす可能性があるため、妊婦、子ども、てんかん患者、高齢者、神経系の薬（睡眠薬、抗けいれん薬などの抗精神剤）を飲む方は、使用しないでください。

ケトン類の神経毒性は、特に大脳に長く留まり、脳神経細胞に害を与えます。人の脳には神経系細胞が張り巡らされています。神経系はいわば、情報を伝える電線の役割です。

張り巡らされた電線同士がぶつかってショートしないように、電線はゴムカバーがしてありますね。神経細胞も同じように、脂肪でできたカバーに包まれています。しかし、ケトン類は脂肪でできたカバーを溶かしてしまいます。むき出しの電線になると、ショートを起こして壊れてしまいます。ショートを起こして混戦してしまいやすい、てんかん患者にはとても危険です。また高齢者も、加齢とともに排出機能が低くなるので、避けたほうがよいでしょう。睡眠薬や頭痛薬の一部に抗てんかん薬などがありますが、メンタルクリニックで処方される薬は、この神経系へ働きかけるので、避けたほうがよいでしょう。

【フェノールメチルエーテル類】

①主な作用

強力な鎮けいれん、鎮痛、抗炎症

②代表的な精油（太字で示した精油は6章で詳しく紹介）

バジル、タラゴン

③成分の特徴

原始的なベンゼン環グループで、フェノールが変化（進化）したものです。そのため、作用が強いのが特徴です。そして、自律神経の調整も得意です。

学名に「王」という名前を持つハーブの王様であるバジルは、けいれん系の痛みに抜群に作用します。ただし、皮膚刺激があるので注意が必要となります。

【セスキテルペン炭化水素類（一）】

①主な作用

鎮静、抗炎症

②代表的な精油（太字で示した精油は6章で詳しく紹介）

カモマイル・ジャーマン、**ジンジャー**、**イランイラン**

③成分の特徴

セスキテルペンのグループは、数少なく、個性が豊かです。

カモマイルジャーマン精油は、セスキテルペン炭化水素類（―）のカマズレンが含まれ、カマズレン・ブルー（azure＝紺色）ともよばれる紺碧《こんぺき》色の精油です。

寒色系である青色は、休息モードの「副交感神経」を優位にします。青色は、神経や身体の興奮を静める作用です。

神経の興奮を静めて、休息モードに鎮静したり、腫れなどの炎症を静める抗炎症作用につながったりします。濃い青色は、鎮静、内向などの意味があります。落ち着いて自分の内側に深く集中することで、研ぎ澄まされた感性により、直観力、インスピレーションにつながる、本質を見る目が持てるようになるので、藍色に代表される第6チャクラの意味にもつながります。

鎮静作用が得意なグループ

【テルペン系アルデヒド類】

テルペン系アルデヒド類もアレロパシーで、この成分は、レモンに似たハーブ調の香りがします。蚊がいやがる香りなので、蚊よけになります。避けるということも他の生き物との交流の1つです。

さらに、テルペン系アルデヒド類は身体をクールダウンするのに役立ちます。これは抗炎症作用によるもので、非常に強い作用です。この成分を多く含むレモングラスは、冷却作用のあるハーブとして、インド伝統医学アーユルヴェーダでは、数千年前から利用されてきました。

①主な作用

強い抗炎症、鎮静、鎮痛、抗真菌、消化促進、消臭

②代表的な精油（太字で示した精油は6章で詳しく紹介）

レモングラス、ユーカリ・レモン、リトセア、シトロネラ

③成分の特徴

レモングラスは、冷やすハーブとして、インドの伝統医学アーユルヴェーダでは数千年前から利用されてきました。がんばりすぎて疲れた気持ちの緊張を和らげ、興奮した頭をクールダウンさせるシンプルな力強さがあります。

このシンプルな力強さは、シンプルな構造からです。レモングラスはイネ科の単子葉植物です。茎にあたる部分がなく、葉が重なり合って茎のように伸びる、ススキのような外観です。単子葉植物はひげ根で栄養の貯蔵に向いていません。葉の光合成で作った栄養をそのまま貯蔵するので距離が短くて効率的でもあり、単子葉のため葉脈もまっすぐに伸び、すごくシンプルな構造をしています。このような構造自体のシンプルさゆえに、わたしたちの精神構造をシンプルにしてくれます。

冷静にクールダウンして、精神統一と集中を助け、進むべき道をシンプルに見せてくれます。

理性的になることで、目標をやりぬく意志の強さを与えてくれます。

また、消化促進力があるレモングラスは、コミュニケーションがうまくいかないときのストレスは、消化器のトラブルに表れるといわれています。お腹の中に溜まったネガティブなものを消化して、自然と内側から活力が湧いてくるような落ち着きを取り戻してくれるハーブです。

汗や靴のいやな匂いなどを分解、消臭してくれます。トイレや汚物入れなどに。また真菌（水虫）対策にも効果的なので、靴や玄関にも。

このレモンに似たハーブ調の香りは蚊がいやがるので、蚊よけになります。

腫れや痛みを鎮める効果が優れているので、急性、炎症が強い痛みにおすすめ（関節炎やぎっくり腰など）です。

【エステル類】

ラベンダー・アングスティフォリアに含まれるエステル類は、酢酸リナリルという成分です。甘くてさわやかな花の香りです。

エステル類の成分は、キク科、シソ科の花から蒸留する精油に多く含まれます。花やフルーツのよい香りで、昔から香水にも多く使われている成分です。

花は、植物にとっては生殖器官にあたります。雌しべが雄しべの花粉を受粉することで種を作り、次世代を確保します。受粉のしかたも進化が進むと、風媒花から虫媒花に変わります。花粉を風で運ぶよりも効率よく受粉するしくみが、虫が運んでくるものです。虫によって香りに好みがあるため、限られたグループの花を訪れる傾向があります。それは植物にとって、確実に次世代を残すのに有利です。

また、花は人間でいえば頭部に当たるパーツでもあります。頭部、つまり顔は他者と交流する場所です。顔はそれぞれが個性的で、顔によって個人を見分けます。他の生きものとコミュニケーションをとる言葉を脳で考え、表情も含め、コミュニケーションをとっています。また、生殖器官でいうと、生殖のためのホルモンを分泌する指令役は、脳の視床下部にあります。

キク科は、進化的に最新の植物だといわれており、人間では現代人にたとえられます。現代人が一日に触れる情報量は、平安時代の人の一生分といわれ、現代人は多すぎる情報によって、脳にストレスが与えられます。花の構造が複雑で、進化的に新しいキク科の甘く繊細な香りは、私たち人類の脳の興奮や負荷を鎮めてくれます。

花が受粉すると果実ができます。果実からできる種は、次世代の「命の素」です。柑橘系の果実に含まれる芳香成分は、モノテルペン炭化水素類です。ということは、香りとともに、植物の原始的な形に戻るということです。

柑橘系は果実の皮を蒸留してつくります。果物の実は次世代の象徴です。若々しいフレッシュな感じもうなずけます。また、実は丸く、オレンジや黄色のビタミンカラー、太陽のようなイメージです。

太陽のエネルギーを、植物は光合成で形を変えて、生きるエネルギーにしています。生命力をアップし、私たちを元気づけ、気持ちを明るくさせてくれます。

このように考えていくと、植物は、進化とともにさまざまなものを必要とし、つくり出してきました。この作用を、さまざまな不調に合わせて、私たち人間が利用させていただいているのです。

①主な作用

鎮静、神経バランス回復、鎮痛、鎮けいれん、抗炎症、血圧降下

②代表的な精油（太字で示した精油は6章で詳しく紹介）

カモマイル・ローマン、ラベンダー・アングスティフォリア、イランイラン、プチグレン

③成分の特徴

精神的にも、肉体的にも興奮や痛み、炎症を静めます。

痛み止め（けいれんも含む）に優れた効果を持ち、自律神経の働きを調整して動悸や不整脈、血圧を落ち着かせる作用があります。ストレスケアや、慢性的な痛みに優れていて、子どもから高齢者まで、安心して使えるグループです。

キク科、シソ科の花から蒸留する精油に多く含まれ、花や果実のいい香りで、香水にも使われてきました。キク科は一番進化の新しいグループです。構造も複雑です。多様な成分をもつ

シソ科もエステル類を含むものが多くあります。

花が受粉する際に大切なのは、できるだけ遠くの花と受粉することです。近い花は遺伝的に似ているので、環境変化や病気が起こるとすべて死滅する可能性があります。遠くの環境の異なる花と受粉すれば遺伝的に多様性が生まれ、生き延びる可能性が高くなります。そこで花はいい香りで虫を呼び寄せ、蜜を与えることで、花粉を遠くまで運んでもらいます。

完熟したフルーツ（実）は、虫や動物の植物の食料となります。種ごと実を食べてもらうことで、別の場所で種を排泄してもらい、発芽させ、自分のテリトリーを広げるのに役立つのです。

このように考えると、花やフルーツの香りは他を引きよせる香りともいえます。

つまり、花は他者と交流する場所であり、生殖器官です。人間でいえば、頭部にあたります。花のように個性的で、顔で見分けます。他とコミュニケーションをとる言葉を脳で考え、表情も含めコミュニケーションをとっています。また、生殖器官でいうと、生殖のためのホルモンを分泌する指令役は脳の視床下部にあります。

エステル類を80パーセント含むカモマイル・ローマンは、花の中心が黄色く、太陽神を信仰する古代エジプト人は、地上に降りた太陽として扱い、古代ギリシャのヒポクラテスも神経系に働くと、古代から神聖な薬草（Ｎｏｂｌｅ 貴重な）として使われてきました。

④エピソード

〈カモマイル・ローマン〉

ＡＤＨＤ（注意欠陥・多動性障害）の子どもが興奮してなかなか眠ってくれないときに、カモマイル・ローマン、プチグレン、マンダリンを部屋と枕にスプレーしたら、（普段は時間がかかるのに）すぐに落ち着いてスゥーっと眠ってくれたと、母親からびっくりされました。子守をした祖母から、次回から必ずこれを用意して欲しいといわれたと、カモマイル・ローマンの精油を買いにきてくれました。

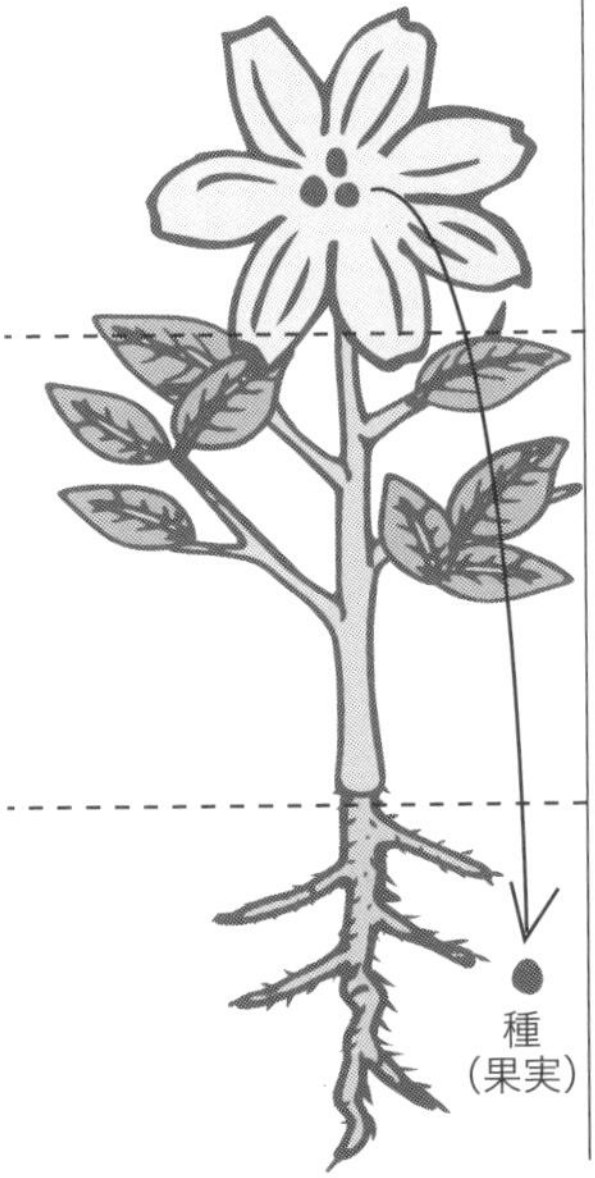

[植物]	[人間]	[必要な作用]
花	生殖 脳 （視床下部） 神経系	鎮静 エステル類 テルペン系アルデヒド類
葉 （光合成） 茎・幹 （師管・導管）	循環器 （心臓・肺） 骨格・血液 ホルモン	調整 モノテルペンアルコール類 酸化物類 ケトン類 フェノールメチルエーテル類 セスキテルペン類（－）
根	消化器	強壮 フェノール類 芳香族アルデヒド類 モノテルペン炭化水素 セスキテルペンアルコール類 ジテルペンアルコール類 セスキテルペン類（＋）

花は葉が変化。成長のトップにあたり全身をコントロールする。

コラム　ケモタイプについて

ワインを思い出してください。同じ畑の同じ品種のブドウから作るワインでも、「今年は●●が特徴です」と紹介されます。収穫年や産地によって、同じ農産物で、ワイン同様味が違うことはよくあります。

実は、精油にも同じことがいえるのです。

同じ種でも、生育場所の標高の違いをはじめとする、植物が育つ環境の違いに応じて、成分も大きく変化します。先にお話ししたワインのように、精油も産地や収穫年の環境で成分に違いが現れますが、特にその違いが大きい精油があります。作用も変わってくるため、特にCTをつけ、「ケモ（化学）タイプ」としています。

タイムでリナロールを多く含むものは、*Thymus vularis* CT（Linalool）と、学名のあとにケモタイプ（CT）を入れ、成分名を加えます。

たとえば、平地には人をはじめとしていろいろな生物が住んでいます。植物にとっても、気候が穏やかで暮らしやすいものの、害虫に食べられる危険性があるので、虫を寄せつけない作用や、暖かい気候のため、防腐作用（カビたり、細菌を寄せつけない）が必要になります。

平地の植物は、駆虫、抗感染（抗菌、抗ウィルス、抗真菌）、強壮作用のあるフェノール類を作ることで、競争の激しい土地での生き残りを狙います。

一方、標高1000メートル以上の高山では、敵も少なくなり、害虫は減ります。それどころか、蜂などの受粉に必要な虫も少ないかもしれません。

そうなると、今度は、甘いよい香りで虫を引き寄せる工夫を凝らすほうが、生き延びるために必要なことかもしれません。このとき、植物が昆虫などと交流するために、モノテルペンアルコール類の香りが役立ちます。

タイム、ローズマリー、クスノキなどは、温かい場所から寒い場所まで環境に適応して生きられるよう、環境によって含まれる精油成分が異なります。

もともとの「タイム」は、山の高い場所で自生もするし、海抜0メートルの場所でも元気に生き抜ける、生命力旺盛な植物です。平地に生えたタイムは、「タイム・チモール」になります。

高地に自生するタイムは、タイム・リナロールやタイム・ゲラニオールで、やさしい香りがします。高地に住むリナロール成分が多いタイムを平地に植え変えると、数年でチモールを作るタイムに変化します。このように、生きる環境などで成分が変化するのです。

ラベンダー・アングスティフォリアは、「高山植物」ともいうべきで、標高が低いところでは元気に育ちません。高温多湿が苦手だからです。標高が高い場所で育つほど、エステル類が増え、花特有の甘い香りが増します。

自家採種で野菜をつくる農家にお話をうかがったところ、「F1種（交雑によって生まれた一代雑種。常にそろった品質の野菜ができ、生育も早く、収量も多い種）」と「自家採種」でつくる作物は違うものだということでした。違う場所、違う条件でつくっても、同じような作物が採れるF1種に比べると、自家採種は、環境適応力が旺盛なので、つくる人によっても全く違うとのことです。猪苗代市内で、会津伝統野菜の余蒔《よまき》きゅうりをつくると、農家ごとに驚くほど違う味になるといいます。

このように考えると、栽培種と野生種でも、ずいぶんと違うものなのですね！

たとえば、私がいつも使っている、無農薬でオーガニック栽培されたラベンダー精油は、くっきりはっきりした香りで、ある程度安定しています。

しかし、南フランスに位置する、グラースのオーガニックハーブ農家を訪ねた旅で買ったラベンダー精油は、これまでのラベンダーとはまったく違い、繊細でやさしい香りです。これは、野生のラベンダーを蒸留したものでした。

この旅では、香りの違いがハーブの生育環境で全く変わることなど、多くを学びました。さらに、印象的だった話を少しご紹介します。

標高1200mの山岳地帯で農家をしているジャッキーさんのお話です。

バラ祭りの、ローズ全盛期の時期にうかがったのですが、ほかの（平地に住む）農家さんと違い、山岳地帯では環境の変化が激しいので、天候不順によって、ローズはすべて蕾《つぼみ》が枯れていました。

このように天候の変動が激しい山岳地帯の厳しい環境の中でも、ジャッキーさんはこの地でバラをつくることはやめないということでした。その理由は次のようなものでした。

・植物が生き生きしている
・まわりに農地がないので農薬の心配もない
・標高が高いところでは光合成が早まるので、低地よりも有効成分が多く含まれる
・先祖代々の土地だが住む人が少なくなる中で、この土地と人間の関係を続けていくことが大事

リスクがあるけれど、毎日観察しながら、この土地で自然とともに暮らすことは幸せなことだとていねいにお話しいただき、自然を信頼する姿勢に、とても感銘を受けました。

ジャッキーさんの夫のミッシェルさんには、野生のタイムを蒸留するところを見せていただきました。ここのタイム・リナロールは、やさしくてとてもよい香り！　野生のハー

ブの採取も、栽培と同じくらい大切で、農家の仕事の半分は採取ということに衝撃を受けました。

小規模のオーガニック農家組合のｓ・ｉｍｐｌｅ《サンプル》（ｓ）のお話をしてくれたクリスティーンさんからは、「『ｓｉｍｐｌｅ』には、『植物』や『健康』の意味も含まれている」とうかがいました。

それは初期の医療は植物によるものだったからです。古くからある医学の多くは、植物療法が基本です。健康になるために、薬草（ハーブ）が用いられてきたのだそうです。「原点に戻る」ということ、それは、「植物」が中心にあるということなのです。

【第3章】

自律神経の不調を整える精油選びとレシピ

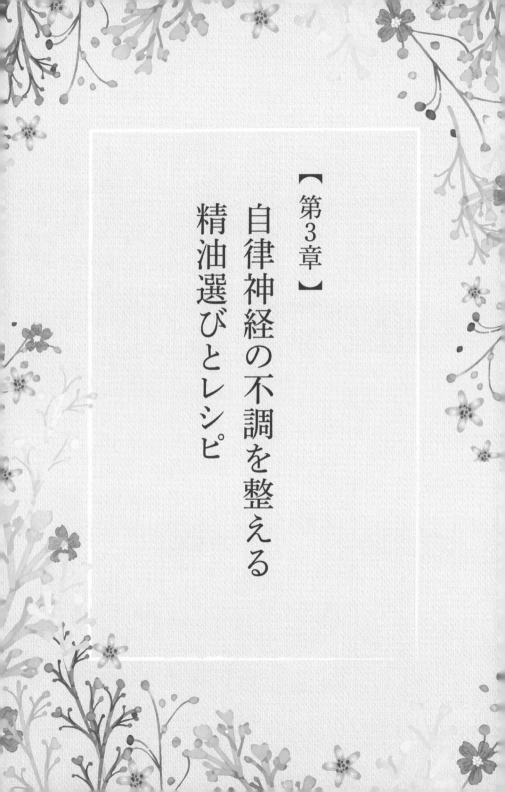

精油を「処方」する前に

精油は植物を取り巻く環境の中で種を保存する、生き抜いていくためにつくり出した成分を凝縮したものです。たとえば、比較的多くとれるラベンダー精油の場合、香りをもつ茎や葉も刈り取って抽出すると、約1キログラムのラベンダーから6〜8ミリリットル程度（120〜160滴）の精油がとれます（品種により量が変わる）。貴重といわれるローズ・オットーは、約4キログラムのバラの花を抽出しても、1ミリリットル（約20滴）にしかなりません。

それだけ数多くの植物を集めてつくるのですから、精油1滴の中には、「生きる力」がつまっています。いい換えると、たった1滴でも充分に効果が期待できるということです。

この章から第5章まで、不調を改善する精油のレシピを紹介しています。「禁忌について（250ページ）」によって、避けていただきたい方もいますが、その方以外は、どなたにも使いやすく、効果を感じていただける分量を紹介しています（使い続けることで効いてくる場合もあります）。

具合が悪いからといって、多めに使用するということは絶対になさらないでください。植物の生命力にあふれる精油ですから、使いすぎることによって反対に体調をくずすことにもなりかねません。

本書で紹介するレシピは、混ぜて使用するだけの、ごく簡単なものにしました。作り方、濃度についての注意をいくつか記しましたので、レシピをお試しになる場合、こちらをご覧になってからつくることをおすすめします。

●各レシピの作り方●

［スプレー］　乳化剤と精油をよく混ぜてから、精製水を加えて混ぜ、スプレー容器に入れる。

［入浴剤］　乳化剤と精油をよく混ぜってから、浴槽に入れる。

※精油は水となじまないため、乳化剤（無水エタノール、消毒用アルコール、無香料の入浴剤など）を使う。

［ブレンドオイル］［ジェル］　植物油またはジェルと精油を混ぜる。

［シャンプー］［リンス］［液体ソープ］　それぞれ無香料のものに精油を混ぜる。

●濃度について●

肉体的な不調の場合は、濃いめの濃度に（5パーセント程度、広範囲に塗布しないこと）。濃度が高くなるほど効果を実感しやすいので、重症の冷え症のレシピのほうが濃い濃度にしてあります（年齢、体調を考慮のうえ、一律ではない）。

反対に、メンタルが不調の場合は、低濃度（1〜3パーセント程度まで）にします。強い香りが敏感になり、受け入れがたい場合が多くなります。嗅覚ルートと皮膚塗布両方からの働きが期待できるので、本人の好みの香りということが特に大切です。

（例）　80代の方で、変形性膝関節症のため、足が動きづらく、むくみや疲れが気になっていた方がいました。そこで、薄めの濃度の足全体用と濃いめの濃度の膝の痛み用に別の精油をブレンドしたオイルをつくりました。毎日、足全体用に2パーセントのブレンドオイルを利用し、膝の痛み対策用に5パーセントのブレンドオイルを塗布しました（109ページ参照）。

オイルを塗ると足が動かしやすく、塗り忘れると動かしにくくなり、オイル塗布は、日課になったということです。

副交感神経系亢進で起こる不調

【1】冷え、むくみ

①原因

運動不足、筋肉不足による血行不良。ふくらはぎは第二の心臓といわれるように、末梢から全身に送り返すためには、筋肉の力も必要です。デスクワークで長時間筋肉を動かさない方や運動習慣がない女性は、筋肉によるポンプ作用が弱く、血液を心臓に送り返しにくくなり、足の血流の低下によりむくみやすくなります。

②対策

・滞りを除く　モノテルペン炭化水素類（針葉樹、柑橘）
・温める　フェノール類、芳香族アルデヒド類

③おすすめの精油（太字で示した精油は6章で詳しく紹介）

・モノテルペン炭化水素類（針葉樹）　**サイプレス、ジュニパー、ブラックスプルース、**アカマツ・ヨーロッパ、パイン

注意　サイプレスは、女性ホルモン系のトラブル（子宮筋腫、乳がんなど）、および、妊娠中は、使用しない（250ページD、F）。

・モノテルペン炭化水素類（柑橘系）　**レモン、**グレープフルーツ、柚子

注意　柑橘系の果皮精油は、皮膚に塗った場合、4～5時間は直射日光にさらさない（250ページC）。

[重度の冷え、むくみの場合]

・芳香族アルデヒド類　**シナモン・カッシア**

・フェノール類　**クローブ**

注意　クローブ、シナモン・カッシアは、皮膚刺激が強いため、十分に希釈する。敏感肌の方や子どもには使用しない（250ページA、F）。成分が強力なぶん、どちらか1種類を1滴ずつ加えるほうがよい。

④レシピ

［冷え、むくみ対策オイル］ ジュニパー2滴、レモン4滴、植物油10ミリリットル（3パーセント）

［フットバス用入浴剤］ サイプレス1滴、レモン2滴、無香料入浴剤2ミリリットル

［重度の冷え用オイル］ シナモン・カッシア1滴、サイプレス3滴、レモン6滴、植物油10ミリリットル（5パーセント）

【2】倦怠感《けんたいかん》、やる気が出ない、疲れやすい

①原因

多忙を極めた生活から、長期の休暇などゆったりした生活が過度に長くなると、かえって気力がなくなります。また、副交感神経が優位なとき、低血圧になると血の巡りが悪くなり、疲労感を感じる原因にもなります。

②対策

・滞りを除く　モノテルペン炭化水素類（柑橘）

・強壮　フェノール類

③おすすめの精油（太字で示した精油は6章で詳しく紹介）

・モノテルペン炭化水素（柑橘）　**レモン、オレンジ・スィート、**グレープフルーツ、柚子

注意　柑橘系の果皮精油を塗布した場合、4～5時間は直射日光にさらさない（250ページC）。

・芳香族アルデヒド類　**シナモン・カッシア**

・フェノール類　**クローブ**

注意　シナモン・カッシア、クローブを使う場合は、乳幼児、妊婦、高齢者には向かない（250ページA、F）。また、成分が強力な分、どちらか1種類を1滴ずつ加えるほうがよい。

[重度の場合]

・モノテルペン炭化水素類（針葉樹）　**サイプレス、ジュニパー、ブラックスプルース**

④レシピ

［リフレッシュのための芳香］　レモン4滴、オレンジ・スィート4滴、ローズマリー・シネオール1滴

［重度な方向け疲労対策オイル］　ローレル1滴、ブラックスプルース2滴、オレンジ・スィート4滴、ネロリ1滴、植物油10ミリリットル（4パーセント）

手首に1、2滴つけて、目を閉じて深呼吸する。

［重度の場合］　休日がけだるい、というよりももっと長期的に気力・体力がなくなった方に。重症な冷え症、病後の衰弱からの回復期に、疲労が蓄積された状態、長期的な状態には、もっと強力なサポートが必要となります。

初期や軽い場合は、リフレッシュを目指します。上記のレシピと同じブレンドで、お風呂などに使ってもよいでしょう（この場合は、入浴剤5ミリリットルに精油を混ぜてから、湯船に入れる、2回分）。

【3】片頭痛や気象病による不調

①原因

気圧や気温の変化で、拡張した脳の血管が神経を刺激し、痛みを引き起こします。

②対策

・血管収縮　メントール

・鎮痛　フェノールメチルエーテル類、テルペン系アルデヒド類

※血管を収縮する作用を利用します。副交感神経優位になりやすいエステル類は、使用しないほうがいいでしょう。

③おすすめの精油（太字で示した精油は6章で詳しく紹介）

・フェノールメチルエーテル類　**バジル、**タラゴン

注意　皮膚刺激があるため、希釈する（250ページB）。

・テルペン系アルデヒド類　**ユーカリ・レモン、レモングラス、**リトセア、シトロネラ

注意　皮膚刺激があるため、希釈する（250ページB）。

・メントール **ペパーミント**

注意 ペパーミントは、乳幼児、妊娠中、授乳中、神経系の弱い人、高齢者、てんかん患者の方は、使用しない（250ページE、F）。

④レシピ

［片頭痛ジェル（こめかみに塗る）］ バジル1滴、ペパーミント1滴、ユーカリ・レモン1滴、ジェル5グラム（3パーセント）

注意 「お風呂に入ると悪化する頭痛」は、こちらのレシピが向く。「お風呂に入ると楽になる頭痛」は肩こりなどからくる筋緊張型頭痛（125ページ）を参照。副交感神経を優位にしてしまうと症状が悪化しかねないので、リラックス効果の高いエステル類をさけること。

【4】アレルギーによるかゆみや炎症のケア

①原因

副交感神経系が優位なときは、身体の免疫系は上がります。免疫とは「敵と戦う力」です。副交感神経系が優位な状態が長く続くと、免疫の要である白血球のリンパ球が過剰になります。つまり、免疫が過剰（攻撃力が過剰）になってしまいます。この過剰な反応がアレルギー症状です。

たとえば、スギ花粉症は、（病気の原因とならない）スギ花粉を敵と誤認識し、追い出そうとする反応が、花粉症のくしゃみ、鼻水、かゆみなどの症状となります。

②対策

・かゆみ止め（抗ヒスタミン）　シトラール
・即効性のかゆみ止め（冷却）　メントール
・免疫系のバランス調整　モノテルペンアルコール類、酸化物類

③おすすめの精油（太字で示した精油は6章で詳しく紹介）

・シトラール　**レモングラス、**リトセア

注意　レモングラス、リトセアは、皮膚刺激があるため、希釈する（250ページB）。

注意　ペパーミントは、乳幼児、妊娠中、授乳中、神経系の弱い人、高齢者、てんかん患者の方は、使用しない（250ページE、F）。

・酸化物類　**ユーカリ・ラディアタ、ラヴィンツァラ、ローズマリー・シネオール、ローレル**

・モノテルペンアルコール類　**ホーウッド、**ローズウッド、**マジョラム、ゼラニウム、ティートゥリー**

・メントール　**ペパーミント**

④レシピ

［部屋の芳香用］　ユーカリ・ラディアタ4滴、レモングラス1滴

［鼻づまりに］　ユーカリ・ラディアタ8滴、ペパーミント1滴、ローズマリー・シネオール1滴、ジェル10グラム

［マスク用スプレー］　ユーカリ・ラディアタ4滴、ラヴィンツァラ3滴、レモングラス1滴、

無水エタノール7ミリリットル、精製水3ミリリットル

注意 マスク用スプレーは、使用前に、顔に直に触れない面にスプレーする。

【5】咳や喘息など呼吸器系のトラブル

風邪をひいているとき、日中の活動時は問題ないのに、夜寝る前になると急に咳がひどくなる呼吸が苦しくなることを体験したことがありませんか?

①原因

咳は外から入ってきたほこりや風邪のウィルスなどの異物を外に出そうとする防御反応。気道にたまった痰を外に排出する役割もあります。

喘息の多くはアレルギー性。気道の粘膜に炎症を起こしてちょっとした刺激で、気管支などの筋肉が収縮し、咳が出ます。

副交感神経が優位になると、気道が狭くなるので、寝る前など副交感神経が優位になることで、咳や喘息の回数が増えます。そのため、鎮けいれん作用はありますが、副交感神経を優位

にするエステル系は使用しないほうがよいでしょう。

②対策

・呼吸器系の不調　酸化物類
・鎮咳　δ3カレン《デルタスリー》、α《アルファ》ーフェランドレン
・気管の鎮けいれん　フェノールメチルエーテル類
・去痰、粘膜溶解　ケトン類

③おすすめの精油（太字で示した精油は6章で詳しく紹介）

・酸化物類　**ユーカリ・ラディアタ、ラヴィンツァラ、ローズマリー・シネオール**
・δ3カレン　**ブラックスプルース、サイプレス**
・αーフェランドレン　**フランキンセンス**

注意　サイプレスは、妊婦、女性ホルモン系の疾患（乳がん、子宮筋腫）がある方は使わない（250ページD）。

・フェノールメチルエーテル類　**バジル、**タラゴン
・ケトン類　**ペパーミント、ローズマリー・シネオール**

注意 ペパーミントは、乳幼児、妊娠中、授乳中、神経系の弱い人、高齢者、てんかん患者の方は、使用しない（250ページE、F）。バジルは皮膚刺激があるので、希釈する（250ページB）。

④レシピ

［大人向け］　バジル2滴、ユーカリ・ラディアタ6滴、サイプレス1滴、ローズマリー・シネオール1滴、ジェル10ミリリットル（5パーセント）

［子ども向け］　ブラックスプルース2滴、ラヴィンツァラ2滴、ユーカリ・ラディアタ2滴、ジェル10ミリリットル（3パーセント）

注意 子ども向けには刺激が少ない精油を中心に、濃度もほぼ半分にする。

【6】下痢などの消化器系の不調

①原因

副交感神経が優位になるとき、アセチルコリンが分泌されます。これは排泄の亢進で過剰に優位になりすぎ、下痢などが起こりやすくなります。

過敏性腸症候群の方は、下痢と便秘を混合する場合が多くなります。便秘の場合は、１２３ページを参照してください。

②対策

・強力な鎮けいれん　フェノールメチルエーテル類

・温める（痛みの緩和）　フェノール類、芳香族アルデヒド類

注意　副交感神経系を優位にするエステル類やテルペン系アルデヒド類は使わない。

③おすすめの精油（太字で示した精油は６章で詳しく紹介）

・フェノールメチルエーテル類　**バジル**

注意　バジルは、皮膚刺激があるため、希釈する（２５０ページＢ）。

・芳香族アルデヒド　**シナモン・カッシア**

・フェノール類　**クローブ**、オレガノ

注意　クローブ、シナモン・カッシアは、皮膚刺激が強いため、十分に希釈する。敏感肌の方や妊婦、子どもには使用しない（２５０ページＡ、Ｆ）。成分が強力なので、どち

らか1種類を1滴ずつ加えるほうがよい。

④レシピ

［下痢、胃腸の痛み止めブレンドオイル］　バジル5滴、シナモン・カッシア1滴、ジンジャー4滴、植物油10ミリリットル（5パーセント）

メモ　脳腸相環

最近、「脳腸相関」という言葉をよく耳にします。脳と腸は一見関係していないようですが、実はかなり関係性が強いのです。腸内環境がよくないと中枢神経である脳にも悪影響を及ぼし、ひいては自律神経の乱れにもつながってきます。

脳と腸は、自律神経やホルモンなどを介して、密接に関わり合っています。消化管の神経系を介して大脳に伝わり、腹部の異常や不快感など身体への影響、抑うつ感や不安感などのメンタルへの影響をひき起こします。これらの変化は再び自律神経やホルモンを介して消化管へ伝達され、さらに消化管の異常を悪化させます。

交感神経系が過剰で起こる不調

【1】冷え、むくみ

体温調節には自律神経が深く関係しています。交感神経が優位になることで血管が収縮し、冷えが起こります。現代の生活では交感神経優位な状態が続くことが多いので、慢性的な冷えの方が増えています。

①原因

体温調節には自律神経が深く関係しています。交感神経が優位になることで血管が収縮し、冷えが起こります。現代の生活では交感神経が優位な状態が続くことが多いので、慢性的な冷えの方が増えています。血液循環の不良も関係します。

この不調は「がんばるモード」からの切り替えが苦手な方に多く見られます。ストレスなどによる交感神経過多による、手足の末梢血管の循環低下も影響します（運動不足などの身体由来の血流不良は、107ページ参照）。

②対策

・副交感神経優位に　エステル類、テルペン系アルデヒド類

③おすすめの精油（太字で示した精油は6章で詳しく紹介）

・エステル類　**カモマイル・ローマン、ラベンダー・アングスティフォリア、イランイラン、プチグレン**

・テルペン系アルデヒド類　**レモングラス、**リトセア、**ユーカリ・レモン、**シトロネラ

注意　テルペン系アルデヒド類は、皮膚刺激があるため、希釈する（250ページB）。

④レシピ

［冷えやむくみ対策オイル］　カモマイル・ローマン1滴、スィート・マジョラム2滴、ラベンダー・アングスティフォリア2滴、レモングラス1滴、植物油10ミリリットル（2パーセント）

【2】便秘、消化不良、胃痛などの消化器系の不調

①原因

交感神経が優位だと、消化管・消化液の働きは抑えられてしまいます。腸の動きが低下し、水分吸収が過剰になり、便がかたくなって排便しづらくなります。そして便秘になりやすくなるのです。

食物が胃に入ると胃酸は分泌される一方で、強い胃酸を中和する消化液は充分に分泌されません。胃そのものが胃酸によるダメージを受け、胃炎、胃けいれん、胃潰瘍などが起こります。

②対策

・消化促進　モノテルペン炭化水素類（柑橘）、テルペン系アルデヒド類、ジンギベレン
・副交感神経系を優位に　エステル類
・鎮痛、鎮けいれん　フェノールメチルエーテル類

③おすすめの精油（太字で示した精油は6章で詳しく紹介）

・モノテルペン炭化水素類（柑橘）　**オレンジ・スィート、レモン、**ベルガモット、**マンダリン、**グレープフルーツ、柚子

注意　モノテルペン炭化水素類（柑橘）は、皮膚に塗った場合、4～5時間は直射日光にさらさない（250ページC）。

・ジンギベレン　**ジンジャー**

・テルペン系アルデヒド類　**ユーカリ・レモン、レモングラス、**リトセア、シトロネラ

・フェノールメチルエーテル類　**バジル**

注意　テルペン系アルデヒド類、フェノールメチルエーテル類は、皮膚刺激があるため、希釈する（250ページB）。

・エステル類　**カモマイル・ローマン、ラベンダー・アングスティフォリア、イランイラン、プチグレン**

④レシピ

［便秘対策オイル］　マンダリン3滴、カモマイル・ローマン1滴、ジンジャー1滴、レモングラス1滴、植物油10ミリリットル（3パーセント）

お風呂上がりなどのリラックスタイムに、深呼吸しながら、お腹を時計回りでゆっくりマッサージすると、翌朝、お腹がすっきりします。

【3】肩こり、頭痛

①原因

【1】(121ページ)と同じく、主な原因に、同じ姿勢、運動不足、ストレス、眼精疲労などが原因になります。また、女性の不調ナンバーワンの肩こりは、首や肩周辺は、重い頭や腕を支えているため、筋肉が疲れて疲労物質がたまり、筋肉も硬くなります。筋肉が硬くなると血管を圧迫して血液の循環を悪くしたり、コリや痛みを引き起こしたりします。

PC作業やスマホなど、同じ姿勢が続くことで眼精疲労が起こります。そのため、首や肩は血流が悪く、疲れやすい状態になっています。肩こりや眼精疲労などから筋緊張型頭痛(片頭痛は112ページ参照)を引き起こすこともあります。

ストレスによる肩コリは女性に多く、血流低下により起こります。落ち込みやすい方は、温めること、ストレスケアも兼ねた運動も効果的です。

②対策

・鎮痛及び慢性痛のストレスに　エステル類
・強力な鎮けいれん、鎮痛　フェノールメチルエーテル類
・強力な抗炎症、鎮痛（腱鞘炎や関節炎などにおすすめ）　テルペン系アルデヒド類

注意　フェノールメチルエーテル類、テルペン系アルデヒド類は皮膚刺激があるため、希釈する（250ページB）。

・血流、リンパ液の滞りを除く　モノテルペン炭化水素類（柑橘）

③おすすめの精油（太字で示した精油は6章で詳しく紹介）

・エステル類　**カモマイル・ローマン、ラベンダー・アングスティフォリア、イランイラン、プチグレン**
・フェノールメチルエーテル類　**バジル、**タラゴン
・モノテルペン炭化水素類（柑橘）　**オレンジ・スィート、レモン、マンダリン、**グレープフルーツ、柚子

注意　柑橘系の果皮精油は、皮膚に塗布した場合、4～5時間は直射日光にさらさない（オレンジ・スィート、マンダリンは除く）（250ページC）。

④レシピ

［慢性肩こり頭痛用マッサージオイル］ ラベンダー・アングスティフォリア2滴、レモングラス2滴、プチグレン2滴、植物油10ミリリットル（3パーセント）

メモ 慢性の肩こりや猫背の方、緊張しやすい方は、胸まわりの筋肉が縮みやすい！

これは、大胸筋（胸まわり）の筋肉が緊張している状態です。緊張をほぐしてあげると、深い呼吸がしやすくなり、肩まわりも楽になります。鎖骨下から胸まわりに、ブレンドオイルを塗布してから次のようにストレッチをしましょう。深呼吸しながら、ゆっくりと。

❶右腕の腋の下の手前にある胸の筋肉を、左手でつかみます。

❷しっかりつかんだら、もう右手で肩先におき、右肘を後ろに引いてぐるぐる5回まわす。反対側も同様に。

【4】高血圧、緊張による動悸、頻脈

①原因

普段、血圧は正常でも、ストレスがかかると急激に上昇することがあります。ストレスによる不安や緊張が持続すると、高血圧になりやすくなります。

②対策

・リラックス　エステル類

・セロトニン様　アントラニル酸ジメチル

③おすすめの精油（太字で示した精油は6章で詳しく紹介）

・エステル類　**カモマイル・ローマン、ラベンダー・アングスティフォリア、イランイラン、プチグレン**

・アントラニル酸ジメチル　**マンダリン、プチグレン**

④レシピ

［リラックスオイル　高血圧の方向け］　プチグレン5滴、イランイラン1滴、ラベンダー・アングスティフォリア2滴、植物油20ミリリットル（2パーセント）

【5】イライラ

①原因

帰宅しても仕事のことが頭から離れなかったり、気が休まらなくなったりして、休憩モードに切り替えができず、眠りにくいことはありませんか？

現在の社会生活を送るうえでは、交感神経が活性されやすくなります。イライラは、夜になって交感神経が活発モードに切り替わると起こります。過剰なストレス、スマホやPCの見すぎ、カフェインをとりすぎているといった生活スタイルのため、交感神経が興奮しやすくなるので、セロトニンの分泌が低下すると、ちょっとしたストレスに怒りが抑えられなくなります。

②対策

・興奮を静める　エステル類

・セトロニン様　アントラニル酸ジメチル

③おすすめの精油（太字で示した精油は6章で詳しく紹介）

・エステル類　**カモマイル・ローマン、ラベンダー・アングスティフォリア、イランイラン、プチグレン**

・アントラニル酸ジメチル　**マンダリン、プチグレン**

④レシピ

［イライラ対策オイル］　カモマイル・ローマン1滴、マンダリン3滴、植物油10ミリリットル（2パーセント）

【6】不眠、睡眠の質の低下

①原因

交感神経は急に活性化しますが、副交感神経はゆるやかにしか働きません。つまり、急に副交感神経を働かせようと思っても、無理なのです。眠っても目が覚めやすかったり、眠りにくかったりして十分に休息が取れないため、疲れが溜まっていきます。

②対策

・興奮を鎮める　エステル類、テルペン系アルデヒド類
・セロトニン様　アントラニル酸ジメチル

③おすすめの精油（太字で示した精油は6章で詳しく紹介）

・エステル類　**カモマイル・ローマン、ラベンダー・アングスティフォリア、イランイラン、プチグレン**
・テルペン系アルデヒド類　**ユーカリ・レモン、レモングラス、**リトセア、シトロネラ
・アントラニル酸ジメチル　**マンダリン、プチグレン**

④レシピ

［室内拡散］　イランイラン1滴、マンダリン6滴

［ピロウスプレー（枕用）］　カモマイル・ローマン1滴、プチグレン3滴、マンダリン8滴、無水エタノール20ミリリットル、精製水10ミリリットル（2パーセント）

［ヘッドマッサージ用ブレンドオイル］　ラベンダー・アングスティフォリア1滴、マンダリン6滴、イランイラン1滴、ホホバオイル20ミリリットル（1パーセント）

入浴前に頭皮にオイルを10滴塗布してしばらくおき、ていねいにシャンプーします（頭皮マッサージを兼ねて）。

メモ　人生初の受験で、子どもがストレスで眠りにくくなっていると心配する親御さんのご相談から作成しました。「よく眠れるようになった」と親子で利用していると、うれしいご報告をいただきました。

頭皮は毛穴が多いので、オイルの吸収率が高いです。また、メンタルに対しては低濃度（106ページ参照）の1パーセントがおすすめ。オイルを頭皮につけてもシャンプーで洗い流すので、オイルのベタベタはなくなり、ヘアケア効果も期待できます。入浴剤のほか、シャンプーに入れるのもよいですね。

「マッサージすればよいのはわかるけれど疲れているからめんどうくさい」「アロマに興

味がない夫は、ブレンドオイルをつくっても使ってくれない」などの相談をいただきます。でも、シャンプーに入れれば、無理なく日常生活に取り入れられます。

【7】疲労、疲れやすい

①原因

【6】（130ページ）の不眠の状態が長期化した結果、十分に休息がとれず、疲れが溜まっていきます。オーバーワークが続き、ストレスに対抗できなくなります。

②対策

・免疫系に　モノテルペンアルコール類、酸化物類
・疲労回復　モノテルペン炭化水素類（柑橘）

③おすすめの精油（太字で示した精油は6章で詳しく紹介）

・モノテルペンアルコール類　**ホーウッド、**ローズウッド、**マジョラム、ゼラニウム、テ**

イートゥリー

・酸化物類　**ユーカリ・ラディアタ、ラヴィンツァラ、ローズマリー・シネオール、ローレル**

・モノテルペン炭化水素類（柑橘）　**オレンジ・スィート、レモン、**ベルガモット、**マンダリン、**グレープフルーツ、柚子

注意　柑橘系の果皮精油は、皮膚に塗布した場合、4〜5時間は直射日光にさらさない（オレンジ・スィート、マンダリンは除く）（250ページC）。

④レシピ

［入浴剤］　ラヴィンツァラ1滴、マジョラム1滴、マンダリン1滴、オレンジ・スィート1滴、無香料の入浴剤5ミリリットル

メモ　浴槽に入れます。浴槽に浸かる余裕もない人は、洗面器などに40度くらいの湯を張って入浴剤を適量入れ、10分間手を浸します。

【8】 時差ぼけ、夜勤などによる体内時計の不調

①原因

時差ぼけや勤務時間など、日中活動して夜休むという生活ができなくなると、体内時計のリズムが狂ってしまいます。すると自律神経のバランスがくずれ、身体にさまざまな不調が現れます。この場合、睡眠の量と質を上げることがポイントになりますが、日中は集中力を高める精油、就寝前は鎮静作用のある精油がサポートしてくれます。

②対策

・神経バランス回復　エステル類

③おすすめの精油（太字で示した精油は6章で詳しく紹介）

・エステル類　**カモマイル・ローマン、ラベンダー・アングスティフォリア、イランイラン、プチグレン**

・その他、自律神経調整作用のある精油　**ラヴィンツァラ、バジル、ローレル、ジュニパ**

I、サイプレス、プチグレン

注意 サイプレスは、女性ホルモン系のトラブル（子宮筋腫、乳がんなど）、および、妊娠中は、使用しない（250ページD、F）。

④レシピ

［夜勤の仕事集中用ブレンドオイル］　バジル1滴、ペパーミント1滴、ローレル2滴、植物油10ミリリットル（2パーセント）

注意 ペパーミントは、妊婦、乳幼児、高齢者、てんかん患者には使えない（250ページE、F）。

メモ しっかり睡眠をとった方に、バジル精油を嗅いでいただきました。そのときはそんなにいい香りと感じなかったということですが、夜勤明けのシフトで、バジルの香りをかいだら、すごくいい香り！と感じる変化に驚いていました。

嗅覚ルートで、香り成分は本能的な好き嫌いを司る偏桃体へ、ダイレクトに届きます。偏桃体からの指令で、自律神経系を司る視床下部が動きます。香りの好みの変化は、体調に左右されると実感します。

●自律神経の乱れ（バランス調整）●

交感神経、副交感神経どちらかだけが高ければよいというわけではありません。身体の内外の環境に適応するには、どちらも適度に活性化していることが必要です。

バランスが乱れることで、身体や心に出たり、複数の症状が重なって現れたり、症状が出たり消えたりすることもあり、人によって症状もさまざまです。このような場合、精油をどのように活用していけばよいでしょうか？

多様な症状に、多様なアプローチで効果を発揮するのが、精油を使うメリットです。

１つの精油には、１つ１つの作用が強力とはいえませんが、数百といったさまざまな成分を含み、身体全体に働きかけます。総合的な自然治癒力を底上げし、さらに嗅覚を通して、体のバランスをとる司令塔である視床下部へ、ダイレクトに影響を与えることができます。

それに対し、病院で処方される薬は、ある症状に対して調合し、効果を強く発揮するため、含まれる成分が限られます。

神経系の切り替えのスイッチは、たくさん押さなければならないものではなく、一度、オンのスイッチを入れればよいのです。

肩こり、頭痛といった、現れる症状が一緒でも、原因が同じとは限りません。交感神経、副交感神経のレシピのどちらも試して、自分が今、どちらを必要としているかを知ることも、自分の対処法を知る手がかりにもなります。また、好みの香りを利用することで、自分が必要なものを知る手がかりにもなります。

そのため、バランスの乱れについて、1つ1つの症状を取り上げていません。交感神経亢進、副交感神経亢進どちらかのレシピだけを使うのではなく、両方を混ぜて使っても構いません。

大切なのは、もし自律神経が乱れても、すみやかに元のバランスに戻せるよう、自分の変化に気づける状態をつくることだと思います。

【第4章】

ホルモン系、免疫系の不調を整える精油選びとレシピ

ホルモン系の不調

【1】PMS

①原因

ホルモンバランスの乱れによって脳内物質セロトニンの分泌が低下し、情緒不安定、イライラ、食欲増加などが起きます。身体の症状（むくみ、冷え、頭痛、腰痛など）は、主に女性ホルモンのプロゲステロンの作用によるものです。

「セロトニン」とは、脳の神経伝達物質の1つで、感情のコントロールや幸福感などに大きく影響を与え、別名「幸せホルモン」とも呼ばれます。自律神経のバランスを整える作用を持っているので、セロトニンを増やすことが自律神経を安定させることにつながります。

②対策

［神経系］

・神経系の鎮静　エステル類、テルペン系アルデヒド類
・落ち込みからの回復　モノテルペン炭化水素類（針葉樹、柑橘）
・セロトニン様　アントラニル酸ジメチル

［身体系］
・滞りを取り除く　モノテルペン炭化水素類（針葉樹、柑橘）
・鎮痛　エステル類、テルペン系アルデヒド類、フェノールメチルエーテル類

③おすすめの精油（太字で示した精油は6章で詳しく紹介）

・エステル類　**カモマイル・ローマン、ラベンダー・アングスティフォリア、イランイラン、プチグレン、クラリセージ**
・テルペン系アルデヒド類　**ユーカリ・レモン、レモングラス、**リトセア、シトロネラ
注意　テルペン系アルデヒド類は、皮膚刺激があるため、希釈する（250ページB）。
・モノテルペン炭化水素類（針葉樹）　**サイプレス、ジュニパー、ブラックスプルース、**アカマツ・ヨーロッパ、パイン
注意　サイプレスは、女性ホルモン系のトラブル（子宮筋腫、乳がんなど）、および、妊娠中は、使用しない（250ページD、F）。

・モノテルペン炭化水素類（柑橘系）　**オレンジ・スィート、レモン、**ベルガモット、**マンダリン、**グレープフルーツ、柚子

・アントラニル酸ジメチル　**マンダリン、プチグレン**

・フェノールメチルエーテル類　**バジル**

注意　バジルは皮膚刺激があるため希釈する（250ページB）。

④レシピ

［興奮した神経を静める入浴剤］　クラリセージ1滴、プチグレン1滴、ラベンダー・アングスティフォリア1滴、マンダリン3滴、無香料の入浴剤5ミリリットル

［気分の落ち込みを回復させる入浴剤］　オレンジ・スィート3滴、サイプレス1滴、ラヴィンツァラ1滴、無香料の入浴剤5ミリリットル

【2】生理痛、月経困難症

①原因

生理の経血を外に出す役割のプロスタグランジンが分泌されると、子宮が収縮し、痛みます。

さらに、血流が悪くなるため、腰痛や冷えがひどくなります。

②対策

・鎮けいれん　エステル類、フェノールメチルエーテル類

③おすすめの精油（太字で示した精油は6章で詳しく紹介）

・エステル類　**カモマイル・ローマン、ラベンダー・アングスティフォリア、イランイラン、プチグレン、クラリセージ**

注意　クラリセージは、女性ホルモン系のトラブル（子宮筋腫、乳がんなど）、および、妊娠中は、使用しない（250ページD、F）。

・フェノールメチルエーテル類　**バジル**

注意　バジルは皮膚刺激があるため希釈する（250ページB）。

④レシピ

［生理痛のブレンドオイル］　ラベンダー・アングスティフォリア3滴、クラリセージ2滴、イランイラン1滴、植物油10ミリリットル（3パーセント）

【3】生理時の不快な匂い（デオドラント）

①原因

血液が酸化して雑菌が繁殖し、匂いが気になることがあります。

②対策

・消臭　テルペン系アルデヒド類

③おすすめの精油（太字で示した精油は6章で詳しく紹介）

・テルペン系アルデヒド類　**ユーカリ・レモン、レモングラス、**リトセア、シトロネラ

④レシピ

［消臭スプレー］ レモングラス2滴、オレンジ・スィート5滴、マンダリン5滴、無水エタノール20ミリリットル、精製水10ミリリットル（2パーセント）

スプレー容器に入れ、トイレや個室の空間にスプレーします（直接、皮膚にスプレーしない）。

【4】更年期の症状

①原因

45～55歳で、加齢により子宮卵巣の衰え、女性ホルモンの分泌が急激に低下することで、女性ホルモンのエストロゲン欠乏による女性ホルモンのバランスの乱れと、それに伴い、自律神経の乱れが起こります。ホットフラッシュは、体温調節には自律神経が深く関係します。交感神経が優位になることで血管が収縮し、冷えが起こるのです。手足の冷えがある場合には、そのぶん体幹や頭部に熱が集まるため、のぼせたり、いきなり体が熱くなる「ホットフラッシュ」などが起こりやすくなります。

②対策

・エストロゲン様　スクラレオール、マノオール

・神経のバランス回復　エステル類

※ホルモンバランス調整も有効

③おすすめの精油（太字で示した精油は6章で詳しく紹介）

・ジテルペンアルコール類スクラレオール　**クラリセージ**

・ジテルペンアルコール類マノオール　**サイプレス**

注意 クラリセージ、サイプレスは、女性ホルモン系のトラブル（子宮筋腫、乳がんなど）、および、妊娠中は、使用しない（250ページD、F）。

メモ 73ページのジテルペンアルコール類も参照してください。全体の1パーセント以下しか含まれていませんが、ホルモンの特徴と一致していて、ごく少量でも女性ホルモン効果を発揮します。

・エステル類　**カモマイル・ローマン、ラベンダー・アングスティフォリア、イランイラン、プチグレン**

・自律神経調整作用のある精油　**ラヴィンツァラ、バジル、ローレル、ジュニパー、サイ**

プレス、プチグレン

・ホルモンバランス調整　**ローズマリー・ベルベノン**

注意　ローズマリー・ベルベノンは、子ども、てんかん患者には使用しない（250ページD、F）。

④レシピ

［ホットフラッシュ対策ジェル］　クラリセージ1滴、イランイラン1滴、ペパーミント1滴、ローズマリー・ベルベノン1滴、ジェル10ミリリットル（2パーセント）

ほてりを感じるときに塗布します。

【5】無月経、揮発性月経、若年性更年期（40歳以下）

①原因

ストレス過多により、エストロゲンがつくられにくくなります。そもそも女性ホルモンは、肝臓で蓄えられているコレステロール（食物では油）をもとにつくられます。コレステロールはほかにも副腎皮質ホルモンなどをつくります。司令塔である脳の視床下部、下垂体は、過剰なストレスがかかると、これに抵抗するために副腎皮質ホルモンを優先してつくるため、エストロゲンはあとまわしになってしまいます。

ストレスからくるエストロゲン不足には、脳に働きかけます。また、ストレスに抵抗するために必要な副腎皮質ホルモンを補います。

②対策

・副腎皮質ホルモン様　モノテルペン炭化水素類（針葉樹）
・神経バランスの回復　エステル類

③おすすめの精油（太字で示した精油は6章で詳しく紹介）

・モノテルペン炭化水素類（針葉樹）　**ブラックスプルース、サイプレス、ジュニパー**

注意　サイプレスは女性ホルモン系のトラブル（乳がん、子宮筋腫）には使用しない
（250ページD）。

・その他、脳の下垂体正常化作用のある精油　**ローズマリー・ベルベノン**

注意 ローズマリー・ベルベノンは、妊婦、子ども、てんかん患者の方に使用しない（250ページE、F）。

・エステル類　**カモマイル・ローマン、ラベンダー・アングスティフォリア、イランイラン、プチグレン**

④レシピ

［ストレス緩和の入浴剤］　カモマイル・ローマン1滴　ローズマリー・ベルベノン1滴　ブラックスプルース1滴　マンダリン3滴　入浴剤5ミリリットル

【6】慢性疲労

①原因

長期的なストレスにより、副腎皮質ホルモンの分泌が低下します。体内リズムに合わせて、副腎皮質ホルモン（糖質コルチコイド）は、1日のサイクルで分泌量が変わります。総長は身体を目覚めさせるために分泌が多くなり、夜は少なくなるので（次ページの図）、この体内リズムが整うように朝用、夜用で使い分けるとよいでしょう。

②対策

・［朝用］副腎皮質ホルモン様　モノテルペン炭化水素類（針葉樹）
・強壮　芳香族アルデヒド類、フェノール類、
・［夜用］神経の鎮静　エステル類

③おすすめの精油（太字で示した精油は6章で詳しく紹介）

・［朝用］モノテルペン炭化水素類（針葉樹）**サイプレス、ジュニパー、ブラックスプルース**、アカマツ・ヨーロッパ、パイン

注意　サイプレスは女性ホルモン系のトラブル（乳がん、子宮筋腫）には使用しない

〈日内変動リズム〉

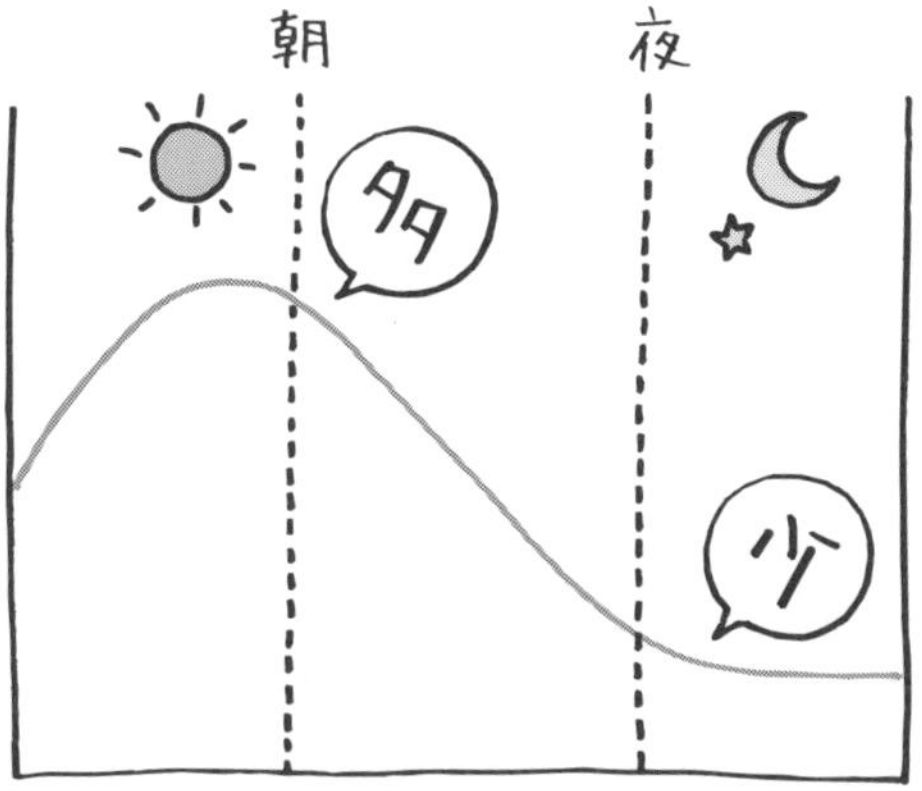

（250ページD）。

・［朝用］芳香族アルデヒド類　**シナモン・カッシア**

・［朝用］フェノール類　**クローブ、オレガノ、**タイム・チモール

注意　芳香族アルデヒド類、フェノール類は、皮膚刺激があるため、十分に希釈する。敏感肌の子どもには使用しない。クローブ、シナモン・カッシアは、妊婦には使用しない（250ページA、F）。成分が強力なので、どちらか1種類を1滴づつ加える。

・［夜用］エステル類　**カモマイル・ローマン、ラベンダー・アングスティフォリア、イランイラン、プチグレン**

・テルペン系アルデヒド類　**レモングラス、**リトセア

④レシピ

［朝用ブレンドオイル］　ブラックスプルース3滴、ジュニパー2滴、クローブ1滴、ジェル10ミリリットル（3パーセント）

［夜用ブレンドオイル］　カモマイル・ローマン1滴、プチグレン1滴、ラベンダー・アングスティフォリア4滴、植物油10ミリリットル（3パーセント）

起床時、就寝時に、胸や手首などに塗布します。

【7】不眠、睡眠の質の低下

①原因

複数考えられますが、ホルモンが関わるものとして、❶睡眠ホルモンのメラトニン不足　❷甲状腺ホルモンの過剰分泌　❸女性ホルモンの乱れの3つがあげられます。

②対策

❶セロトニン様（メラトニンの前駆物質）　アントラニル酸ジメチル
　神経系の鎮静　エステル類
❷甲状腺ホルモンの抑制
❸ホルモンバランス調整
　自律神経調整
　神経バランスの回復　エステル類

③おすすめの精油（太字で示した精油は6章で詳しく紹介）

❶アントラニル酸ジメチル　**マンダリン、プチグレン**

エステル類　**カモマイル・ローマン、ラベンダー・アングスティフォリア、プチグレン、イランイラン**

❷甲状腺ホルモン抑制作用のある精油　ミルラ

❸ホルモンバランス調整作用のある精油　**ローズマリー・ベルベノン**

自律神経調整作用のある精油　**ラヴィンツァラ、バジル、ローレル、ジュニパー、サイプレス、プチグレン**

注意 ローズマリー・ベルベノンは、乳幼児、妊娠中、神経系の弱い人、高齢者、てんかん患者の方には使用しない（250ページE、F）。

注意 サイプレスは、女性ホルモン系のトラブル（乳がん、子宮筋腫）、及び、妊娠中には使用しない（250ページD、F）。

④レシピ

［安眠用マッサージオイル］　プチグレン1滴、マンダリン2滴、ラヴィンツァラ2滴、イランイラン1滴、植物油10ミリリットル（3パーセント）

お風呂上がりや、睡眠前に、ふくらはぎから足裏までセルフマッサージをすると、足の巡りがよくなり、入眠しやすくなります。

免疫系の不調

●免疫のしくみ～免疫は、外敵と戦う防衛軍～●

免疫とは、病気（＝疫）を免れるためのシステムで、ホメオスタシスを支える重要な柱の１つです。ウィルスや細菌などが体内に入ったときに、それらを排除する力となります。感染症にかかると、血液の中の白血球が増え、細菌やウィルスから体を守ろうとします。この白血球の増加には自律神経が関係しています。

免疫は、自分の細胞とそれ以外とを区別して、自分の細胞以外を排除します。

最初の段階では（自然免疫）が働きます。皮膚や粘膜など壁を作って、いろいろなものが入ってこないようにしています。最初に敵と戦うのは、単球（マクロファージ）や顆粒球（好中球など）です。ウィルスや細菌が入ってきたら、素早く食べて排除します。

たとえば、のどが痛いなぁというときがあっても、いつも風邪をひくわけではなくて、一晩よく休んだら体調が復活することがありますね。これは自然免疫の力です。しかし、敵が強すぎたり、寝不足などで免疫力が低下していると、自然免疫で対処できないときもあります。

こうなると免疫も第二段階（獲得免疫）へと進みます。リンパ球（T細胞、B細胞）が中心となって働きます。

獲得免疫たちはチームで活動します。見張り役（マクロファージ）や伝達係（樹状細胞）は、敵の大まかな情報を、上司（リンパ球、T細胞）に連絡しにいきます。上司は要請があればすぐに出動するわけではなく、ゆっくりと「重役出勤」で登場します。

リンパ球グループの中で、一番の司令官（ヘルパーT細胞）は、敵の情報を聞き、効果的な武器（抗体）を作成、先鋭部隊のB細胞とキラーT細胞に戦い方を指示します。さらに、見張り役（マクロファージ）に栄養ドリンク（リンホカイン）の差し入れもして、強い攻撃力で敵を倒していきます。

リンパ球は、敵と戦いながら、どのように攻撃、排除したかという情報を記憶しています。次に同じ敵が来たら、リンパ球はすぐに出動、攻撃して排除します。したがって、一度ウィルスが体内に入ったら、免疫反応によって同じウィルスはすぐに攻撃されるため、症状を発しないですむのです。

また、ヘルパーT細胞は、攻撃が終わり次第、戦いを終了するように指示します。このような調整も制御性T細胞を通して行っています。

●自律神経と免疫●

免疫細胞を活性化するには、自律神経が重要な働きをしています。自律神経のバランスの乱れが免疫力の低下を招きます。

ストレスがかかると、交感神経が優位になり、白血球の顆粒球が増えて、身体が対応します。顆粒球は敵であるウィルスや細菌を食べて排除します。敵と戦うことで炎

〈免疫のしくみ〉

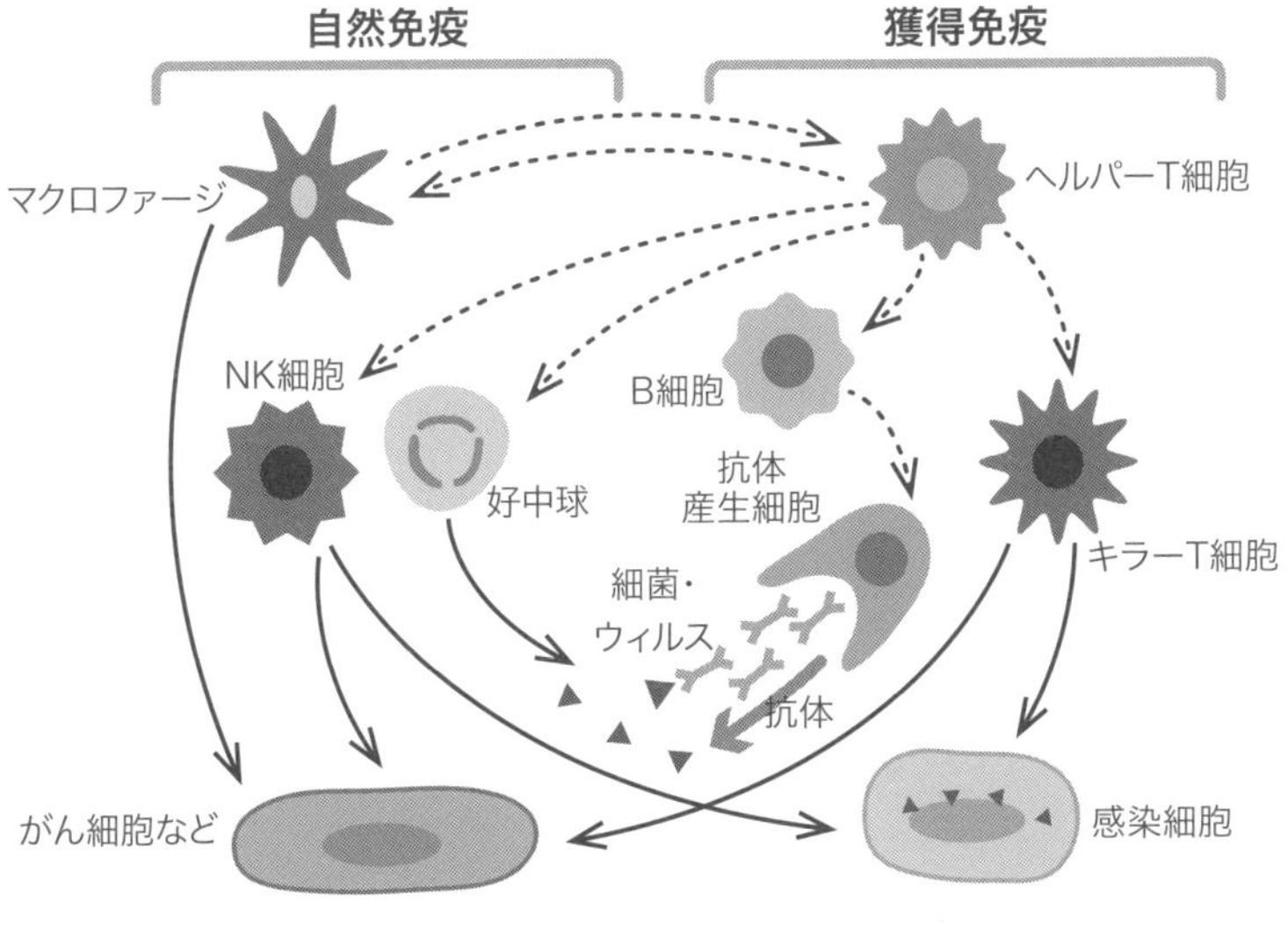

症反応が増えたり、外との世界の壁である上皮細胞（皮膚や粘膜をつくっている細胞）が破壊されれることで炎症が起き、傷が治りにくくなります。

長期的に交感神経が優位の状態が続くと、リンパ球の働きを抑えられ、免疫力が落ちます。たとえば、交感神経が優位になりすぎると、顆粒球が増えて体内の有益な常在菌まで攻撃し、化膿性の炎症（口内炎、ニキビ、胃炎など）が起こります。さらに、新陳代謝が促進されすぎたり、活性酸素が増えたりすることで、組織破壊が起こります。活性酸素が増えると、胃潰瘍、十二指腸潰瘍、組織の老化、シワ、シミ、動脈硬化の原因にもなります。

逆に、副交感神経が働き、リンパ球が増えると、免疫力も増加して疲労回復につながります。しかし、リンパ球の過剰も問題です。なぜなら、アレルギーを起こす原因となるからです。

つまり、副交感神経の亢進が続くと、アレルギー（花粉症やアトピー性皮膚炎）になりやすくなります。花粉症や喘息は、免疫の過剰反応です。花粉症の場合でいうと、病原菌ではない花粉を、免疫システムが危険な敵と勘違いして攻撃します。その結果、くしゃみや鼻水で外に花粉を排出しようとするのです。

【1】風邪・インフルエンザの予防

①原因

風邪の原因の90パーセント以上はウィルス感染です。抗生物質で風邪が治ると勘違いしている人が多いですが、抗生物質は細胞を殺す薬です。ウィルスは細胞がないので、効果がありません。ウィルスを殺す薬はほぼありません。

ウィルスは、手洗い、うがい、マスク（マスクは加湿対策にも）を欠かさず行います。室内なら、温度18〜22度、湿度50〜60パーセントの状態を保ちます。

②対処法

・抗ウィルス　酸化物類、モノテルペンアルコール類、モノテルペン炭化水素類、フェノール類、芳香族アルデヒド類

・免疫力を高める　酸化物類、モノテルペンアルコール類、フェノール類、芳香族アルデヒド類

③おすすめの精油（太字で示した精油は6章で詳しく紹介）

・酸化物類　**ユーカリ・ラディアタ、ラヴィンツァラ、ローズマリー・シネオール**

・モノテルペンアルコール類　**ホーウッド、ティートゥリー**、ローズウッド

・モノテルペン炭化水素類　**オレンジ・スィート　レモン、マンダリン、サイプレス、ジュニパー**

注意　サイプレスは、女性ホルモン系のトラブル（子宮筋腫、乳がんなど）及び妊娠中は使わないこと（250ページD、F）。

・フェノール類　**クローブ、**オレガノ、タイム・チモール

・芳香族アルデヒド類　**シナモン・カッシア**

注意　フェノール類、芳香族アルデヒド類は皮膚刺激が強いのでクローブ、シナモン・カッシアは、妊婦には使用しない（250ページA）。芳香浴での使用がおすすめ。

④レシピ

［芳香浴］　クローブ1滴、柑橘系5～6滴（オレンジ・スィート、レモンなど）を室内に拡散

［マスク用スプレー］　ティートゥリー2滴、ユーカリ・ラディアタ2滴、消毒用アルコール10ミリリットル（2パーセント）

材料をすべてスプレー容器に入れ、よく混ぜます。マスクの外側からスプレーすること。

［のどジェル］　胸に塗布。

子ども用：ホーウッド1滴、ラヴィンツァラ1滴、ジェル10ミリリットル（1パーセント）
大人用：ティートゥリー3滴、ユーカリ・ラディアタ3滴、ジェル10ミリリットル（3パーセント）

【2】花粉症（アレルギー、かゆみ）

①原因

スギなどの花粉に対する免疫反応。アレルギー体質の人の鼻の粘膜に、スギなどのアレルゲンがつくと、肥満細胞からアレルギー誘発物質（ヒスタミンなど）が放出されて、アレルギー反応（くしゃみ、鼻水、鼻づまり、目のかゆみ等）を引き起こします。

②対処法

・抗ヒスタミン　シトラール
・免疫バランスの調整　酸化物類、モノテルペンアルコール類

③おすすめの精油（太字で示した精油は6章で詳しく紹介）

・シトラール　**レモングラス**、リトセア
・酸化物類　**ユーカリ・ラディアタ**、**ラヴィンツァラ**、**ローズマリー・シネオール**
・モノテルペンアルコール類　**ホーウッド**、**ティートゥリー**、ローズウッド

④レシピ

［芳香浴］　レモングラス1滴、ユーカリ・ラディアタ5滴を室内に拡散

［マスク用スプレー］　レモングラス1滴、ユーカリ・ラディアタ3滴、ローズマリー・シネオール1滴、消毒用アルコール10ミリリットル（2.5パーセント）

注意　マスクを顔につける前に、マスクの顔に触れない面にスプレーする。

［鼻づまりジェル］

子ども用：ユーカリ・ラディアタ2滴、ラヴィンツァラ1滴、レモングラス1滴、ジェル20ミリリットル（1パーセント）

大人用：ユーカリ・ラディアタ3滴、ティートゥリー2滴、ペパーミント1滴、レモングラス1滴、ローレル1滴、ジェル10ミリリットル（4パーセント）

［目のかゆみ］　レモングラスのハーブウォーターでコットンを濡らし、眼の上に2、3分置

く（眼には精油が使えないので、ハーブウォーターを活用）。

【3】風邪の諸症状（鼻づまり、のどの痛み、咳など）

①原因

ウィルスに感染して、鼻やのどの粘膜に炎症を起こし、くしゃみ、鼻水、鼻づまり、咳といった症状が起きます（免疫のしくみは155ページ）。

②対処法

・呼吸器系の不調解消　酸化物類
・鼻づまり解消　メントール
・去痰、粘液溶解　ケトン類
・免疫力を高める　酸化物類、モノテルペンアルコール類

③おすすめの精油（太字で示した精油は6章で詳しく紹介）

・酸化物類　**ユーカリ・ラディアタ、ラヴィンツァラ、ローズマリー・シネオール**

・メントール　**ペパーミント**

・ケトン類　**ペパーミント　ローズマリーシネオール**

注意　ケトン類は、乳幼児、妊娠中、授乳中、神経系の弱い人、高齢者、てんかん患者の方には使用しない（250ページE、F）。

・モノテルペンアルコール類　**ホーウッド、ティートゥリー、**ローズウッド

④レシピ

［鼻・のど用ジェル］

子ども用：ユーカリ・ラディアタ1滴、ラヴィンツァラ1滴、ジェル10ミリリットル（1パーセント）

大人用：ローズマリー・シネオール1滴、ユーカリ・ラディアタ4滴、ペパーミント1滴、ジェル10ミリリットル（4パーセント）

【第5章】
神経系以外にも効果的な芳香成分

皮膚バリアの基礎知識

表面を覆う「皮膚」は、体の中で一番大きな免疫機関といわれ、外部の刺激から身体を守る、体温調節、皮脂分泌、血液や体液が失われないようにするなど、身体を正常な状態に保つためにとても大切な役割をしています。なぜなら、皮膚は、私たちの体の外と中を分ける境界線だからです。

正常な皮膚は、一番外側にある角質層がバリアとなって、皮膚の中の水分が必要以上に外に出て行くことを防ぐとともに、外から細菌や刺激物などの異物が進入するのを防止しています。

角質層のバリア機能が低下すると、汗や摩擦などの外部からの刺激で肌トラブルを起こしやすい状態となります。肌（角質層）の水分が保てなくなり、肌がカサカサと乾燥しがちになります。

たとえば、環境の変化に敏感な方、軽い刺激の影響を受けやすい方など、一般にいわれる「敏感肌」も、バリア機能が低下している1つの例です。バリア機能が低下しているときによく見られるのが、十分に保湿できずに肌が乾燥し、それと同時に刺激に敏感な状態を生み出してしまう「乾燥性敏感肌（ドライスキン）」の状態です。

皮膚のバリア機能を守るには、４つの要素が保たれていることが大切になります。

①水分

健康な角質層は10～20パーセントの水分を含んでいますが、10パーセントを割ると皮膚がカサカサしたドライスキン状態になります。みずみずしい健康なお肌を保つには、できるだけ乾燥や刺激を避け、角質層の水分を逃さないようにするスキンケアが必要です。

〈肌のバリア機能〉

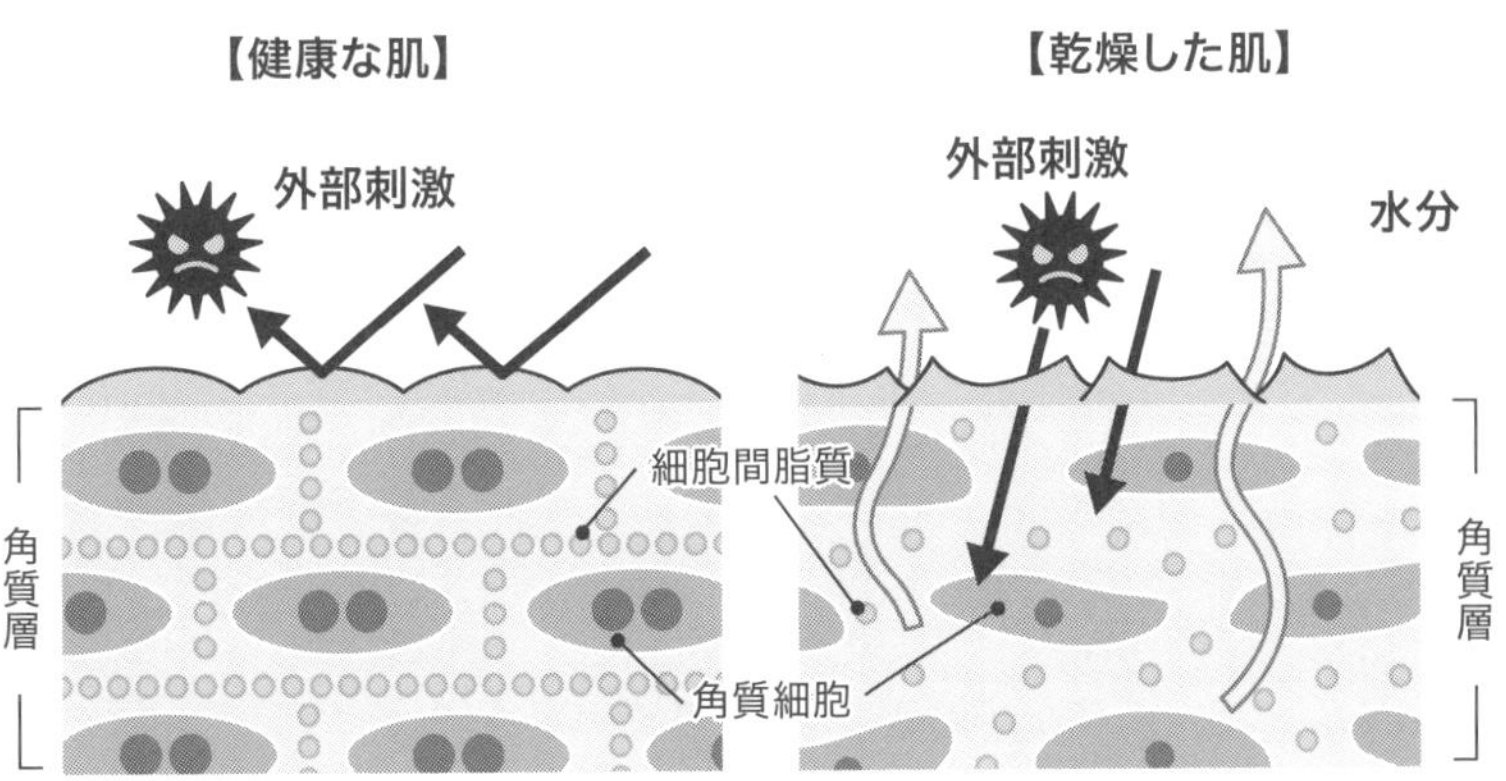

②皮脂膜

皮膚の一番外側を覆って角層の水分の蒸発を防ぎ、角質層の水分を一定に保つ働きをする「油の膜」のようなものです。皮脂腺から分泌される皮脂と汗の水分でできています。皮膚の表面に皮脂膜でバリアを作り、水分の蒸発を防ぎます。弱酸性で、細菌の繁殖を防いでいます。

③NMF

「天然保湿因子」と呼ばれ、この成分が水分を保持して角質層の水分（潤い）を保っています。アミノ酸を代表とする「水となじみやすい性質を持つ物質」のことです。

④「セラミド」

角質層の細胞間脂質の半分以上を占める「セラミド」は、主に細胞と細胞の間で「水をしっかりとつかまえる」役割と同時に、細胞同士をつないで、外的刺激の侵入を防ぐ役割をしています。

●皮膚バリアの低下を防ぐアロマセラピー●

皮膚のバリア機能低下を防ぐには、植物油とハーブウォーターが有効です。

①乾燥を防ぐ植物油（皮膚バリア機能のサポート）

皮膚の一番外側にある皮脂膜は、洗顔や手を洗うことなどで皮脂膜が洗い流されます。熱湯では皮脂膜を落としすぎてバリア機能を低下させてしまいます。

皮脂膜の構成には、植物油に近い脂肪酸が多く含まれています。トリグリセリドは、アロマテラピーで使う多くの植物油に含まれる脂肪酸です。

トリグリセリド以外に、皮脂膜は、ホホバオイルと同じワックスエステルが半分近く含まれているため、冬などの乾燥が気になる季節には、ホホバオイルを多めに配合しましょう。

②水分補給をするハーブウォーター（芳香蒸留水）

蒸発してしまった水分を補給します。皮脂膜は弱酸性で、軽い抗菌作用があります。ハーブウォーターも弱酸性なので、同様の効果が期待できます。

乾燥対策に油分ばかりを補給する方が多いですが、油分と水分が適切に保たれていることが大切なので、水分補給もしっかり行い、皮膚のバリア機能をサポートしましょう！

乾燥が気になる肌には、水と油の交互のケアで、皮膚のバリア機能をアップします。お肌の角質層の内部は、水、油、水、油と、ミルフィール状に規則正しく重なり、角質細胞を守っています。これを「ラメラ構造」といいます。ラメラとは、「層状」という意味で、角質層で角質細胞の水分バランスを整え守っている角質細胞間脂質のことを指します。

ミルフィール状の水分と油分が、きちんと交互に層になることで、水分の蒸散を防ぎ、肌のバリア機能を高めます。

肌の保湿力には、このラメラ構造が大きく関係しています。乾燥肌の方は、ハーブウォーター、植物油、ハーブウォーター、植物油と交互に塗るミルフィーユ保湿を試してみましょう。市販の乳液で代用するときは、ラメラ構造を壊してしまう界面活性剤が入っていないことに注意してください。

●毎日の肌のケア●

特徴類似説（見た目が似ている身体の部位に効果があると考える説）で考える、肌におすすめの精油は、次のものです。

・傷口をカバーする作用のある樹脂の精油（フランキンセンス）
・人の顔にあたる花の精油（ローズ、イランイラン、ネロリ、ラベンダー・アングスティフォリア、カモマイル・ローマン）

成分から考える効果が期待できるのは、次の精油です。
・皮膚刺激が少なく、抗菌力が強いモノテルペンアルコール類が多く含まれる精油（ゼラニウム、ネロリ、ホーウッド、ラベンダー・アングスティフォリア、ローズ）
・ハーブウォーターは、右の精油と同じハーブウォーター

レシピ

［日常のスキンケアに］ ラベンダー・アングスティフォリア1滴、ホーウッド1滴、植物油

10ミリリットル（1パーセント）
［ストレス時のスキンケアに］　フランキンセンス1滴、ラベンダー・アングスティフォリア1滴、ネロリ1滴、植物油15ミリリットル（1パーセント）
［アンチエイジング対策に］　ローズ1滴、ゼラニウム1滴、ホーウッド2滴、植物油20ミリリットル（1パーセント）

●肌のバリア機能低下で起こる肌トラブル●

角層の水分量が減少すると、肌のバリア機能が低下し、表面は乾燥して鱗屑《りんせつ》や亀裂でざらついたドライスキンになります。ドライスキンになると、皮膚表面近くまでかゆみを感じる神経線維が伸びて、外からの刺激に敏感になり、ちょっとした刺激でもかゆみを感じやすくなります。このため、肌をかいて炎症が起こり、さらにかゆみが悪化するという悪循環に陥ります。

敏感肌の特徴的な症状の1つに、「化粧品をつけるとピリピリする」「秋から冬に皮膚が乾燥し、かゆくなる」ということがあります。これらの刺激を脳に伝える「信号」の量が乾燥によって増えているからなのです。この状態を「感覚刺激」と呼びます。これは、外部刺激を受けた肌の細胞から「かゆみ神経を伸ばす物質」が分泌されることに起因します。この物質が分泌され続けると、本来、表皮の下の真皮層で留まっている「知覚神経線維（かゆみを感じる神経）」が肌表面に近いところまで伸びるため、ピリピリしたり、かゆみを感じたりするなどの感覚刺激を受けてしまうのです。

ほかにも、バリア機能が低下している肌には、かゆみや、温度差に対してうまく順応できないため、肌のほてりなどの症状が見られます。

〈健康な肌とかゆみのある肌〉

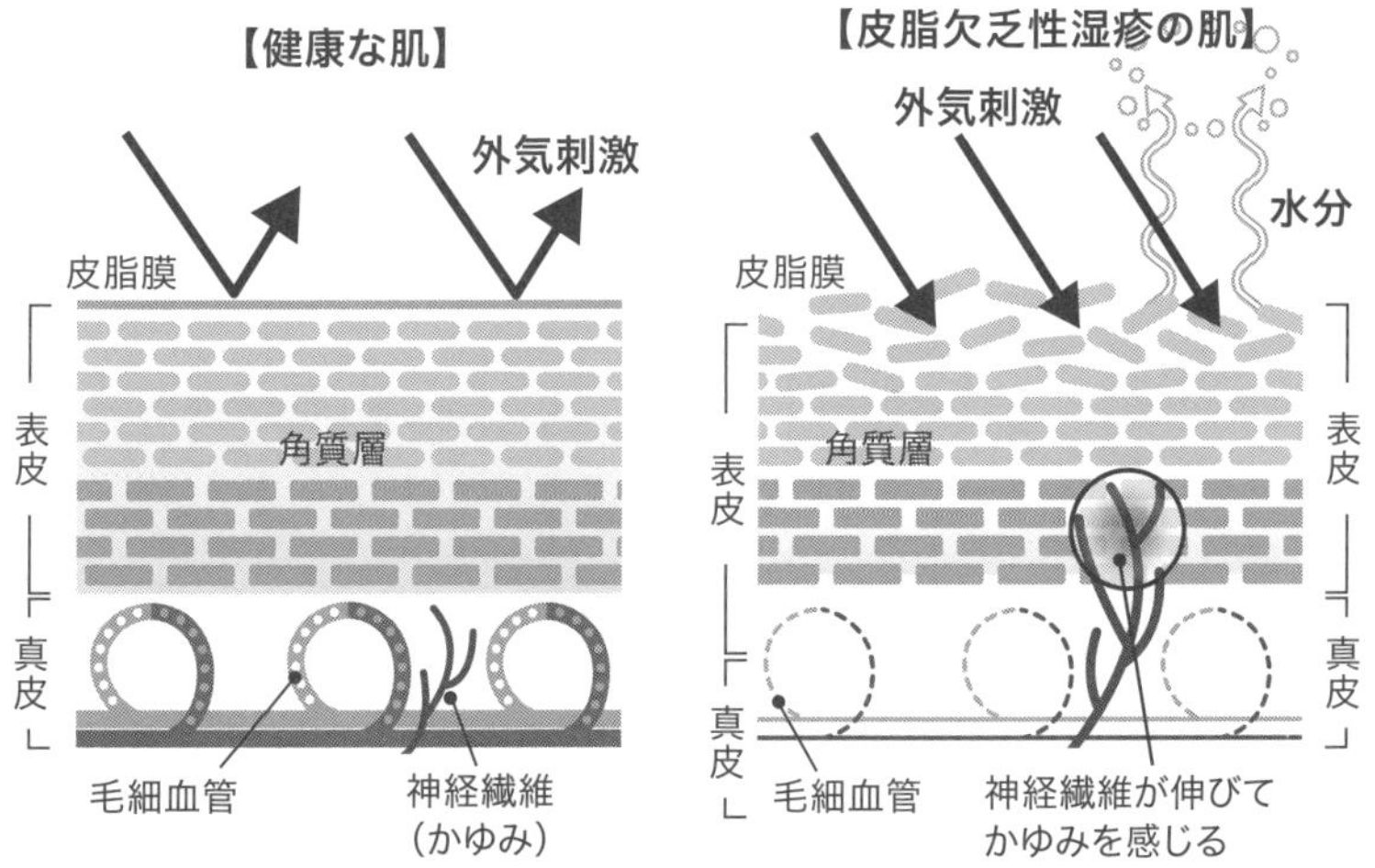

【1】かゆみ、アトピー肌、乾燥肌

①原因

乾燥肌や、アトピー性皮膚炎の症状を悪化させる大きな要因が、皮膚についた細菌です。健康な皮膚の皮脂膜の弱酸性で、細菌（黄色ブドウ球菌など）を殺菌します。

しかし、皮膚に炎症があると、抗菌力が低下してしまいます。そのため、乾燥肌やアトピー性皮膚炎の人の皮膚には黄色ブドウ球菌がつきやすくなります。そのため、さらに炎症を悪化させ、湿疹やかゆみがひどくなる原因となります。そこで、抗菌作用や炎症を抑える作用の精油を使います。

季節や体調で皮膚バリアが非常に低下している場合は、精油を使うと悪化する可能性もあります。その場合は、植物油とハーブウォーターだけでケアしていきましょう。ハーブウォーターは、精油成分がごく少量含まれた蒸留水にごく低濃度（最大0.5パーセント）なので、免疫反応が起こりにくく、安全性も高くなります。また、すでに蒸発した水分も補えます。

注意 パッチテストは必ず行ってください。パッチテストは以下の方法で行います。

腕の内側などに、ブレンドオイルなどを1円玉くらいの大きさに塗ります。10～20分後にトラブルがないか確認します。

②対処法

・マイルドな抗菌　ハーブウォーター全般
・抗感染（抗菌、抗ウィルス、抗真菌）　モノテルペンアルコール類
・抗炎症　モノテルペン炭化水素類（針葉樹）　エステル類
・冷却　メントール

③おすすめの精油（太字で示した精油は6章で詳しく紹介）

・モノテルペンアルコール類　**ホーウッド、ゼラニウム、ローズ、ティートゥリー**
・モノテルペン炭化水素類（針葉樹）　**ブラックスプルース、サイプレス、ジュニパー**

注意　サイプレスは、女性ホルモン系のトラブル（乳がん、子宮筋腫）、及び、妊娠中には使用しない（250ページD、F）。

・エステル類　**カモマイル・ローマン、ラベンダー・アングスティフォリア**
・メントール　**ペパーミント**

注意 ペパーミントは、乳幼児、妊娠中、授乳中、神経系の弱い人、高齢者、てんかん患者の方には使用しない（250ページE、F）。

④レシピ

ローズウォーターは、黄色ブドウ球菌の繁殖を抑える臨床例があり、炎症肌、かゆみ肌にも有効です。

［かゆみ肌用スキンケアオイル］ラベンダー・アングスティフォリア1滴、カモマイル・ローマン1滴、ホホバオイル20ミリリットル（1パーセント）

［かゆみ肌の症状を抑えるボディオイル］ブラックスプルース3滴、ペパーミント1滴、ゼラニウム2滴、ホホバオイル10ミリリットル（3パーセント）

【2】湿疹、じんましん、アレルギーの肌トラブル

①原因

じんましんには、アレルギー性のもの（全体の約5パーセント）と、機械的な刺激（約20パ

ーセント）、原因不明のもの（70パーセント以上）とがあります。「アレルギー性」とは、特定の食べ物や化粧品、植物、ダニなどが原因となるタイプです。機械性は、お湯に浸かったり（温熱じんましん）、冷たい空気に触れたり（寒冷じんましん）して起こるタイプです。肌をかいたときに、その刺激でじんましんが起こることもあります。ストレスもかゆみの悪化を引き起こします。

食生活では、赤身の魚（マグロ、ブリ、サンマ、サバ、イワシ等）に多く含まれるヒスチジンは、酵素の働きでヒスタミンになります。また、香辛料やアルコールなどはかゆみを増強させます。

副腎皮質ホルモンは、別名「ステロイド」。抗アレルギー、抗炎症作用があります。併せて、114ページ「アレルギーによるかゆみや炎症のケア」も参考になさってください。

〈じんましんや炎症肌のメカニズム〉

① かぶれなどの原因となる刺激を皮膚が受ける。
② 肥満細胞が腫れやかゆみを起こす物質（ヒスタミンなど）を分泌する。
③ ヒスタミンなどがかゆみを起こす
④ ヒスタミンの血管拡張作用によって肌が赤く腫れるなどする。

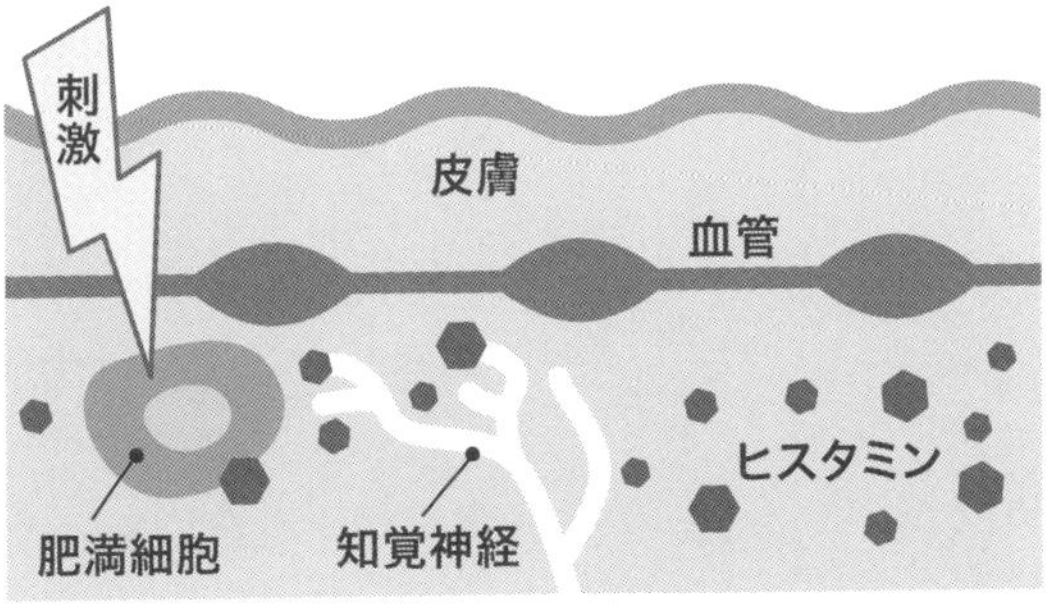

②対処法

・抗ヒスタミン　シトラール
・副腎皮質ホルモン様　モノテルペン炭化水素類（針葉樹）
・冷却　メントール

③おすすめの精油（太字で示した精油は6章で詳しく紹介）

・モノテルペン炭化水素類（針葉樹）　**ブラックスプルース、サイプレス、ジュニパー**

注意　サイプレスは、女性ホルモン系のトラブル（乳がん、子宮筋腫）、及び、妊娠中には使用しない（250ページD、F）。

・シトラール　**レモングラス、**リトセア

注意　レモングラスは、皮膚刺激があるため希釈する（250ページB）。

・メントール　**ペパーミント**

注意　ペパーミントは、乳幼児、妊娠中、授乳中、神経系の弱い人、高齢者、てんかん患者の方には、使用しない（250ページE、F）。

④レシピ

［かゆみ・じんましん用オイル］ レモングラス2滴、ペパーミント1滴、ジェル5ミリリットル（3パーセント）

かゆみを感じるところに適量を塗布します。

【3】内出血のあざ、傷の治りが遅い

①原因

転んだり、手や足などをどこかにぶつけたりした打撲により、赤や紫色の内出血となります。すり傷や切り傷の状態によっては、傷口がふさがったあとも茶色く変色するなど、治りが遅いのは細胞の代謝速度が遅くなっているといえます。

②対処法

・傷の修復に　ケトン類
・あざに　βージオン

・その他の痛みに　エステル類、フェノールメチルエーテル類、テルペン系アルデヒド類

③おすすめの精油（太字で示した精油は6章で詳しく紹介）

・ケトン類　**ペパーミント、ローズマリー・ベルベノン、ヘリクリサム**

・β－ジオン　**ヘリクリサム**

注意　ケトン類は、乳幼児、妊娠中、授乳中、神経系の弱い人、高齢者、てんかん患者の方には使用しない（250ページE、F）。

・エステル類　**カモマイル・ローマン、ラベンダー・アングスティフォリア、プチグレン**

・テルペン系アルデヒド類　**レモングラス、ユーカリ・レモン**、リトセア、シトロネラ

・フェノールメチルエーテル類　**バジル**

注意　バジル、テルペン系アルデヒド類は、皮膚刺激があるため、希釈する（250ページB）。

④レシピ

［あざ、治りの遅い傷に］　ラベンダー・アングスティフォリア4滴、ヘリクリサム1滴、ローズマリー・ベルベノン1滴、植物油5ミリリットル（5パーセント）

あざの部分にのみ塗布します。

【第6章】30種類の精油の特徴と働き

精油の表の見方

【学名】

ラテン語（斜体）ローマ字のように読むとラテン語の正式な読み方（CはKに置き換えます）ができます。

例　*Citrus sinensis*（キトゥルス　シネンシス）

なぜ学名が必要なのでしょうか？　それは、学名は、植物（動物なども）を表す正式な世界共通の書き方だからです。たとえば、月桂樹の精油の商品の表記が、フランス語風にローレルと書かれているのもあれば、英語読みのローリエ、ベイリーフと書かれて販売されていることもあります。いずれも、*Laulus nobilis* と書かれていれば、すべて同じ種類の植物を表しているとわかります。

学名は *angustifolia*、細い葉という意味で、植物の様子を表していたり、椿油のように日本の名前が書かれていたりします、ちなみに先ほどのオレンジ・スィートの *sinensis* は「中国の」という意味です。中国原産にちなんでいます。学名の由来を知ると、その精油を知る手掛かりになります。

【水蒸気蒸留部位】【圧搾部位】

同じ植物でも、蒸留方法や、部位（花、葉、果皮など）によって、含まれる成分が異なります。蒸留方法は水蒸気蒸留法がメインですが、柑橘系の果皮は圧搾法で精油が得られます。蒸留方法の違いで、とれる成分が変わります

伝統的には、柑橘系果皮は圧搾法のみでしたが、蒸留技術や機械の進化に伴い水蒸気蒸留法の柑橘系果皮（特に和精油）が発売されることが増えました。

【植物】

精油瓶に入っていると、どれも同じように見えますが、原料である植物をイメージすると、精油の使い方のヒントが得られます。たとえば、植物がどんな姿であるかも、大事な要素の1つです。ここでは「特徴類似説」という考え方が活かされています。たとえば、フランキンセンスの精油は樹脂からとりますが、樹脂ははかさぶたのように見えることから傷口によいとい

われます。レモンやオレンジなどの柑橘系の実は、太陽に象徴されます。太陽の明るいエネルギーのように、精油の香りには生きる力を与えてくれるといわれます。

このように、精油の素となる植物について、生態的なこと、まつわるいい伝え、伝統的な使い方など、さまざまなことを取り上げました。理解を深めるのに役立ててください。

【成分】

主に含まれている成分、特徴的な成分を表示しています。

【経皮吸収ルート】

精油を希釈し、皮膚に塗布する場合、次のようなルートで吸収されます。

皮膚塗布
←　血流
←　香りが鼻から入る
←　肺
←　肺胞経由で血流へ

塗布した場合は、平均5パーセント程度血流へ届きます（最大10パーセント程度）。ただし、原液や高濃度（10パーセント以上）を塗布した場合は、平均10～20パーセントと、高濃度で経皮吸収されます。より効果が期待できる反面、アレルギーなどのリスクが上がります。アレルギーになると、その精油は二度と使えなくなります。したがって、レシピでご紹介したような低濃度から利用して、効果を感じにくいときに濃度を少しずつ増やしていく方法をおすすめします。

また、安易な内服は不可です。フランスでは、体内に入るルートに内服（経口摂取）があります。そのため、フランスでアロマテラピーを学ぶカリキュラムには、薬との飲み合わせ（体内動態）を学ぶ非常に専門的な勉強をしています。

日本では、精油の内服についての十分な研究がないこと、体内のトラブルは目に見えないため、肝臓などにダメージを与える可能性が高いことなどの理由から、おすすめしていません。

「嗅覚ルート」

精油の香りを嗅ぐ場合は、次のようなルートで体内に取り込まれます。

鼻（鼻の粘膜）
←
嗅上皮

← 脳（大脳辺縁系→偏桃体→視床下部）

直接脳に情報が届くので、メンタル面への影響、痛み（脳で感じる痛み）などについて作用します。また、芳香浴などの場合は、細菌やウィルスを減らす効果についてもこちらに加えました。

皮膚に塗って成分が体内に入るのと、香りを嗅ぐのとでは、効果は異なります。傷を修復しやすい香りをかいだだけで皮膚塗布をしないと、効果はありません。

【シーン別】

目的に応じた使用例を提案しています。

【適用】

子ども（3～15歳）、大人（15歳～一般成人）、高齢者（75歳～）、安定期以降の妊婦（芳香のみ初期から可能）の4種類で説明しています。子どもから高齢者については、目安となります。刺激の強い精油については、成長度合い、健康状態（特に免疫力）などをもとに判断します。また、3歳未満の乳幼児には使用しません。「禁忌について（250ページ）」をよく読んでください。△印はその精油を使用する際の健康状態に、特に注意してください。

【ノート】

香り立ちの早い順に、トップ、ミドル、ベースノートとなります。また、ブレンドする際の注意や、相性のよい香りをご紹介しています。

なお、「バルサム調」とは、松ヤニや樹脂の重く甘い香りを示します。また、「ハーブ調」とは、生のハーブのような青っぽさ、さわやかさ、葉の香りや薬のような香りを示しています。

【レシピ】

3〜5章以降でご紹介したレシピを参照ページで示しました。

【表について】

3つのグループに分け、10段階で表しました（0.5単位）

下の表のように、もっとものその作用の強い精油を10とした場合に、それぞれの精油の作用の力はどれくらいか、ということを示しています。

★はたとえ少量でも効果が強く、特徴的な働きを、作用の下に加えました。

鎮静	調整	強壮
2.5	4	2.5★

★鎮痛

1. イランイラン

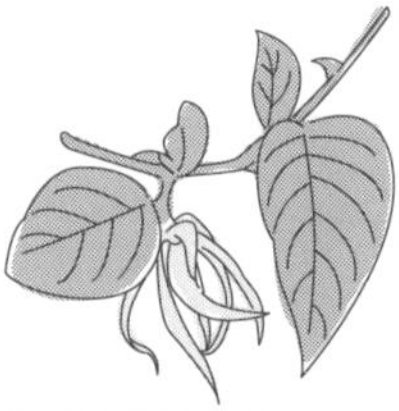

バランス調整力ナンバーワン！ 痛みやストレスを手放す南国の花の香り

学名	*Cananga　odorata*
水蒸気蒸留部位	花
主な産地	マダガスカル

植物

東南アジアやオセアニアの熱帯原産。バンレイシ科。樹高 12 メートル。花は、緑から徐々に黄色となり、香りが強くなる。タガログ語で「そよ風に揺れる花」が語源。古くから香水の原料として使われ、現地の女性たちは、ココナッツオイルにイランイランの花を浸して、ヘアケアやスキンケアに使用。インドネシアでは新婚のベッドにイランイランの花びらを敷きつめる風習がある。また、ヨーロッパで 1864 年頃に流行した整髪料マカッサル油（皮脂の分泌調整、育毛効果のある調髪用オイル）にも使われていた。

1 本の木から 10 キログラムの花が採れ、2.5 グラムの精油がとれる。摘みたての花をすぐに蒸留。初回をエクストラ、1 級、2 級、3 級と、4 回に分けて蒸留する。

リボンのような花びらも、葉も枝も下に垂れ、南国の青空の下で心身を開放するような精油。

成分

エステル類：鎮静、神経バランス回復、鎮痛、鎮痙攣、抗炎症、血圧降下
β - カリオフィレン：鎮痛

皮膚塗布で期待される効果（経皮吸収ルート）

〈心に〉 緊張、不安、落ち込み、神経過敏、怒り、パニックなど神経系の不調。
愛情面、精神面。自信を取り戻す助けとなる。
〈身体に〉 痛みに。自律神経系の不調に。
〈肌に〉 脂性肌、炎症性の肌（皮脂調整）、ヘアケア。

使用上の注意

通常の使用であれば特になし（高濃度になると頭痛など引き起こすことがある。香りが濃いため、1 滴ずつ加える）。

室内拡散などで期待される効果（嗅覚ルート）

心身が疲れたとき、気持ちが平静に保てないときに、深いリラックスをもたらす。

シーン別

皮膚塗布（肩こり・腰痛・胃痛・生理痛などの痛み、季節の変わりめの不調、リラックス用のマッサージクリーム、オイル）
スキンケア／ヘアケア（脂性肌）
嗅覚法（不安、パニック、過呼吸のとき）
スプレー／コロン／ロールオン／入浴剤（安眠に、気持を穏やかにする）

適用

大人　高齢者

ノート

ミドルノート
ジャスミンに似た、濃厚でオリエンタル調のエキゾチックな甘い香り。基本的に花の香りの採油率は悪く、濃縮される。特にイランイランは香りが濃厚なので、1滴ずつ加えること。同じ花の香り(ローズ、ネロリ、カモマイル・ローマン)と相性がよい。また、柑橘系(オレンジ・スィート、マンダリン)などと合わせると軽さが出て相性がよい。

レシピ

高血圧（128ページ）　不眠（130・152ページ）　生理痛（142ページ）
ホットフラッシュ（145ページ）

鎮静	調整	強壮
2.5	4	2.5★

★鎮痛

2. オレンジ・スィート

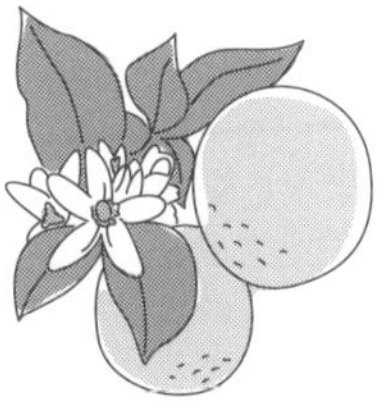

太陽のように明るく爽やかな柑橘系の香りで、
気持ちを明るく前向きに！

学名	*Citrus sinensis* sinensisは「中国原産」という意味。
圧搾部位	果皮
主な産地	イタリア、ブラジル、モロッコ

植物

インドの東北部原産の常緑小高木。紀元前500年前に中国に伝わり、10～11世紀にアラブ人よりヨーロッパに渡る。ヨーロッパでは、豊かさと幸運のシンボルとされる。パリのヴェルサイユ宮殿にあるオランジェリーは、王や貴族たちが寒いヨーロッパでハーブ類を育てる温室。フランスの太陽王ルイ14世は、”太陽の果物”として賞賛。

和名は、橙《だいだい》。日本でお正月に飾る橙は、「代々、栄える」に由来する、豊かさを表す縁起物として、正月飾りに飾る風習がある。

成分

モノテルペン炭化水素類：うっ滞除去、副腎皮質ホルモン様、抗炎症、抗菌、抗ウィルス、消化促進
d-リモネン：消化器系の活性化、リモネンは油の汚れを落とす

皮膚塗布で期待される効果（経皮吸収ルート）

〈心に〉 気持ちを明るくする。身体の緊張をとき、ホッとした気持ちにする、落ち込みや緊張、ストレスを払い去る。
〈身体に〉 消化器系の活性化。便秘や消化不良のケアに。
〈肌に〉 メイク落としに。
〈その他〉 台所などの油汚れの掃除に。

使用上の注意

酸化が早いので、開封後、半年で使いきる。浴槽に入れる場合は、必ずアルコール、無香料の入浴剤などの乳化剤を利用する。

室内拡散などで期待される効果（嗅覚ルート）

フレッシュで甘く、さわやかな柑橘系の香りで、太陽のように陽気な気持ちをサポート。

前向きな雰囲気に。風邪やインフルエンザ対策に。室内浄化。

老若男女問わず好まれる香りのため、さまざまな場所に。

シーン別

室内拡散（玄関、受付などに。リフレッシュ。風邪などの感染対策に）
皮膚塗布（便秘、消化不良対策オイル）
スプレー／コロン／ロールオン／入浴剤（感染症対策。緊張や、落ち込み対策に）
スキンケア（クレンジングオイル）
台所の掃除（油汚れ）

適用

大人　子ども　高齢者　妊婦

ノート

トップノート
フレッシュで甘く、さわやかな香り。多めに配合しないと、香りはごく軽く飛びやすい（ほぼモノテルペン炭化水素類のみ軽い分子のため）。さまざまな香りと相性がよい。

レシピ

倦怠感（109ページ）　疲労（133ページ）　PMS（140ページ）
生理時の不快な匂い（144ページ）　風邪（予防）（158ページ）

鎮静	調整	強壮
		10

3. カモマイル・ローマン

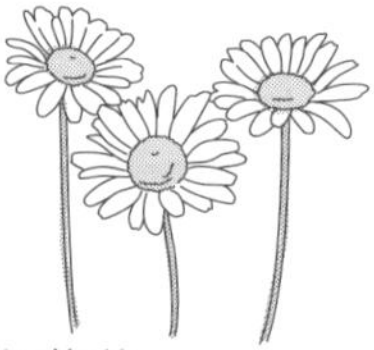

心に太陽をもたらすような温もりと、逆境に負けない
強いエネルギーを与えて、心と体に平和をもたらす、神聖な薬草

学名	*Chamaemelum nobile* 大地のリンゴ (学名 *Chamaemelum*) に由来
水蒸気蒸留部位	花
主な産地	フランス

植物

花芯が黄色い小さな白い花と同様に葉も香るキク科の多年草。古代から、穏やかで確かな薬効のあるハーブとして知られる。古代エジプトでは太陽神への捧げものに、古代ギリシャでは熱病や婦人病の治療に、ヒポクラテスが熱剤に（特に悪寒に）など、エジプト、アラビア、ヨーロッパなど広い地域で、尊ばれてきた。

花言葉は「逆境に負けない強さ」。踏まれるたびに成長せよと、逆境を励ますために使われてきた。この生命力の強さを利用、古くから庭の小道やベンチなどに植え込まれてきた。また、近くに生えている病んだ植物を治すので「植物の医者」ともいわれる。

成分

エステル類：鎮静、抗炎症、鎮痛、神経バランス回復、鎮静
β - カリオフィレン：鎮痛

皮膚塗布で期待される効果（経皮吸収ルート）

〈心に〉 中枢神経の興奮、緊張、神経を静める、睡眠を促す。不安、神経過敏、不眠、ストレス、怒り（興奮、パニック、ヒステリー時に）。多動、依存症のケア。神経障害、情動障害に由来するすべての症状に。神経系の不調ケア、ナンバーワン！
〈身体に〉 ストレスを伴う痛み（慢性痛など）、ストレス性のトラブル（神経性胃炎など）。神経性喘息、筋緊張型頭痛、筋肉痛、胃痙攣、生理痛、こむら返りに。
〈肌に〉 ストレスを伴うかゆみ、湿疹、にきびなど炎症のあるお肌に。

使用上の注意

特になし

室内拡散などで期待される効果（嗅覚ルート）

甘いリンゴの優しい香りで、心のバランスを取り戻し、落ち着かせ、リラックスさせる。怒りや興奮を静めるため、依存症のケアにも利用(イライラするたびに香りをかぐ嗅覚法)。

シーン別

皮膚塗布（不安、興奮を鎮める、ストレス性の胃痛・頭痛・肩こりなどの痛み用オイル、クリーム）
スプレー／コロン／ロールオン／入浴剤（緊張緩和、神経過敏、イライラ、不眠、パニック対策に）
スキンケア（かゆみ肌、炎症肌、ニキビ）

適用

大人　子ども　高齢者　妊婦

ノート

トップからミドルノート
甘くさわやかな若いリンゴを感じる花の香り。
ハーブ調、フローラル調と相性がよい。花は採油率が悪く、濃厚な香りのため、1滴ずつ加える。

レシピ

冷え、むくみ（121ページ）　便秘（123ページ）
イライラ（129ページ）不眠（130ページ）　若年性更年期（147ページ）
慢性疲労（[夜] 149ページ）　かゆみ（174ページ）

鎮静	調整	強壮
7.5		

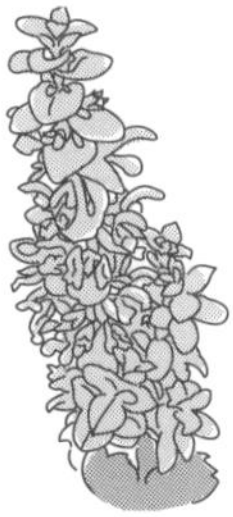

4. クラリセージ

心に青空を取り戻し、生理のトラブルに欠かせない
女性のためのハーブ

学名	*Salvia sclarea* sclarea は、ギリシャ語 scarea「かたさ」と同じ語源。花の先端がかたいことに由来。古代ローマ人はセージをサルビア・サバトリック（救済し、治癒に導く）薬草と考えた。
水蒸気蒸留部位	花房と茎葉
主な産地	フランス、ロシア

植物

ヨーロッパ、中央アジア原産の耐寒性あり、乾燥地に育つシソ科の２年草。セージの仲間 (ただし、コモンセージであるセージ精油は毒性が強い)、和名はオニサルビア。草丈 1 メートルくらいの大型のサルビア。クラリーは「明るい」を意味し、クラリセージの種を目薬に使っていたことから、別名クリアー・アイ（きれいな眼）。毛はセンサーの役割とされ、産毛に覆われたハート形の葉の形から、傷つきやすい女性のモヤモヤをクリアーにし、自分らしさ (ハートチャクラ) につながるのに役立つ。

個性的な香りで、好き嫌いが分かれる。月経前は好ましく、生理が始まるとそう思わない傾向が強い。また、若い世代よりも更年期世代の女性の多くに、「土を感じる落ち着いたよい香り」と好まれる傾向がある。体調と嗅覚の関連を実感させてくれる香り。

成分

エステル類：鎮痛、神経バランス回復、鎮静、神経バランス回復、鎮痛、鎮痙攣、抗炎症、血圧降下

スクラレオール：女性ホルモンのエストロゲン様

皮膚塗布で期待される効果（経皮吸収ルート）

〈心に〉 ホルモンバランスの乱れからくる PMS、ストレスの軽減に (イライラ、不安、不眠など)。

〈身体に〉 生理痛、無月経、揮発月経、PMS、更年期による諸症状（ホットフラッシュ、のぼせ、高コレステロール)。

〈肌に〉 皮脂調整、ストレスによる脂性肌に。

使用上の注意

乳がんなどのホルモン依存型癌疾患、乳腺症妊娠中、子宮筋腫などホルモン系のトラブルのある方は使用しない。女性ホルモンは生理の周期で変動するため、1か月間、毎日の使用は避ける。月経血が多くなる傾向があるので、月経過多の傾向の方は使用しないこと（250ページD、F）。

室内拡散などで期待される効果（嗅覚ルート）

PMSなどの時期に多い不安やモヤモヤを吹き飛ばし、気持ちを穏やかにする。不安や混乱でモヤモヤしているときに、心に青空を取り戻したい。

シーン別

皮膚塗布（リラックス、生理痛用マッサージオイル）
入浴剤（リラックス）

適用

大人（特に更年期の女性）　※妊婦は使用しないこと

ノート

トップからミドルノート
ほんのり甘く、印象的な落ちついた香り。
ラベンダーなどエステルグループと相性がよい。

レシピ

PMS（140ページ）　生理痛（142ページ）　更年期（145ページ）

鎮静	調整	強壮
6.5	2.5	

★女性ホルモン

5. クローブ

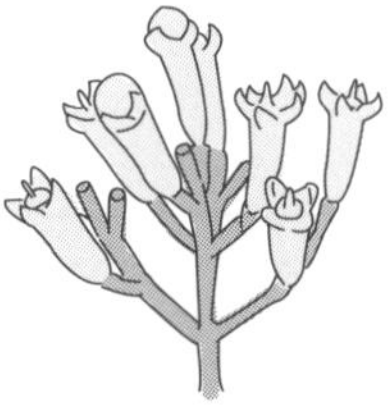

甘くスパイシーで刺激的な花 (蕾) の香りは
抗酸化力ナンバー 1。

学名	*Eugenia caryophyllata* Eugenia =ユージニアは、女性の健康、出産と健康に関する女神、つまり " 助産師のシンボルの木 " で、花の蕾から採取される。蕾は花が咲く前の状態。花は植物の生殖器ですので、ヒトの生殖である出産に重なる。
水蒸気蒸留部位	花の蕾
主な産地	マダガスカル

植物

熱帯～亜熱帯に生育。細長く 15 メートルまで伸びる常緑樹。この蕾が釘の形に似ていることから、英語のクローブもフランス語クロウ Clou も「釘」の意味に由来。和名「丁子」、中国「丁字」。丁は釘を意味する。

非常に強い香りで、遠方 (百里先) から感じることから、「百里香」と呼ばれる。「香料諸島」といわれるスパイスの原産地、インドネシアのモルッカ諸島原産。植えられて 5～6 年後に初めて花が咲く。クローブは開花すると急速に香りがなくなるので、開花直前に、1つ1つ手作業で取る。万能スパイスといわれ、外用、歯痛の伝統的な治療薬。

インドや中国では、紀元前から殺菌や消毒に用いられている。日本では、聖徳太子の時代に中国より伝来。ヨーロッパでも、中国より伝えられ、貴族たちに珍重された。

成分

フェノール類：強い抗感染（抗菌、抗ウィルス、抗真菌）、免疫刺激、強壮、抗寄生虫、温める

オイゲノール：抗うつ、強力な抗酸化

皮膚塗布で期待される効果（経皮吸収ルート）

〈心に〉 落ち込んだ気持ちをアップする。
〈身体に〉 病後の衰弱の回復に、歯痛。
〈お肌に〉 皮膚の感染症対策（水虫など）、アンチエイジング対策。
〈その他〉 ゴキブリ、ねずみよけ。

使用上の注意

皮膚刺激が非常に強いので、十分に希釈して、皮膚に塗ること（250ページ A、F）。必ず、パッチテストを行い、皮膚の弱い方は使用しない。オイゲノールは、子宮収縮作用があり、出産時に役立つ（注意：出産時以外の妊婦には使えない）。

室内拡散などで期待される効果（嗅覚ルート）

オイゲノールの香りは、落ち込んだ気持ちをアップする効果がある。冬季は寒くて気持ちも落ち込みがち。明るい気分になる柑橘系も合わせると、さらにおすすめ。

シーン別

室内拡散（抗感染、感染症対策、落ち込み緩和）
皮膚塗布（歯痛、病後の回復期、肩こりや腰痛などの痛み用ケアオイル、クリーム）
スキンケア（水虫などの感染症対策、アンチエイジング）
掃除（台所、玄関のゴキブリ、ねずみよけに）

適用

大人　高齢者　子ども

ノート

ミドルノート
「歯医者さんの香り」ともいわれる、印象的で甘いスパイシーな香り。少量だとふんわりとバニラのような甘い香りも感じるので、柑橘系と合わせるのがおすすめ。

レシピ

慢性疲労（[朝] 149ページ）　風邪（予防）（158ページ）

鎮静	調整	強壮
		8★

★鎮痛

6. サイプレス

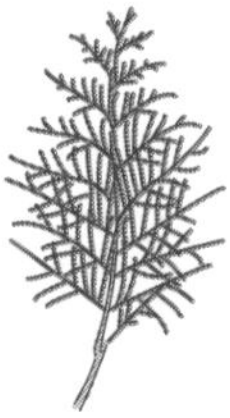

落ち着きを取り戻し、変化をスムーズに
受け入れさせてくれる針葉樹

学名	*Cupressus sempervirens* 永遠の緑 (sempervirence) で常緑樹を表し、永遠と不死を象徴し、長寿を願って木材を持ち歩く習慣がある。ギリシャ神話では、親友の死を嘆き悲しむ少年キュパリッソス (cupress) をサイプレスの木の姿に変えたとされることに由来。花言葉は「死・哀悼」。
水蒸気蒸留部位	葉付き小枝
主な産地	フランス、モロッコ

植物

和名は西洋糸杉、イタリア糸杉。地中海原産、ヒノキ科で樹高 40 メートルの鱗状の葉を持つ常緑針葉樹。宮殿や神殿の屋根や柱として必要な長さと耐久性をもち、さらに良い香りで荘厳なイメージを与えた。材質がかたく、虫に強いことから、王の棺の材料、教会や寺院の建材として使われる。ゴッホが好んで題材に使用。

古代から神聖な木、神の「光の木」の象徴。特に地中海東部では古代文明を支えた。墓地に植えられたり、葬式にも広く用いられ、冥界の象徴とされることも。

成分

モノテルペン炭化水素類：うっ滞除去　副腎皮質ホルモン様　抗炎症　抗菌　抗ウィルス

α - ピネン：強壮、δ - 3カレン：鎮咳

マノオール：女性ホルモンのエストロゲン様

皮膚塗布で期待される効果（経皮吸収ルート）

〈心に〉 気持ちを上向きにする。哀しみからの回復。トラウマに作用し、心の喪失感を和らげる。転職や引っ越しなどの変化の大きい時期、自分自身への変化への恐れ、人生の自然な流れにのるための助けになる。

〈身体に〉 むくみ、冷え、血行不良による痛み。更年期、無月経、揮発月経、月経不順、ホットフラッシュに。咳、喘息。

〈肌に〉 アンチエイジングのスキンケアに。発汗調整と収斂作用によりデオドラントに。

使用上の注意

ホルモン系のトラブルがある方は、使用しない。女性ホルモンに関連が強い症状 (乳がん、乳腺症、妊娠中、月経過多、子宮筋腫など) にも使用をすすめない（250 ページ D、F）。

室内拡散などで期待される効果（嗅覚ルート）

森林浴のような樹木の香りで、深い呼吸とともに、怒りの鎮静。特に友人や親族が亡くなったときの危機的状況の時に、精神安定に。死を迎えるときに、慰めと強さを与える。死別や新しい関係の終わりなど、つらい時期のサポートに。

シーン別

室内拡散（感染症対策、気つけ対策）
皮膚塗布（むくみ用、ダイエット用、咳対策）
スキンケア／ヘアケア（しわ予防対策オイル）
スプレー／コロン／ロールオン／入浴（咳、むくみ対策、気持の安定に）

適用

大人（特に更年期の女性に）

ノート

ミドルノート
森林浴のような樹木の香り。ジュニパー、パインなどの針葉樹、柑橘系と相性がよい。

レシピ

冷え、むくみ（107 ページ） 咳、喘息（116 ページ） PMS（140 ページ）

鎮静	調整	強壮
	★	9

★女性ホルモン

7. シナモン・カッシア

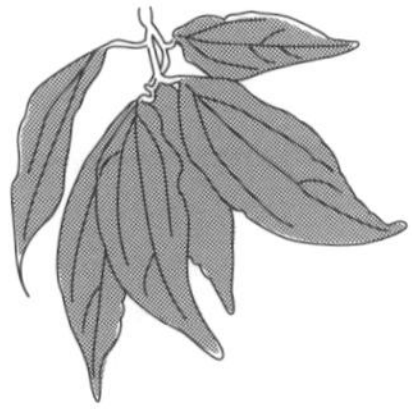

抗感染力＆温め力ナンバーワン！
甘いシナモンの香りで元気UP ！

学名	*Cinnamomum cassia*
水蒸気蒸留部位	葉つき小枝
主な産地	ベトナム、中国

植物

中国産のシナモンはカッシアとも呼ばれ、樹皮が肉厚で、温かく甘い濃厚な香りをもつ。中国原産、クスノキ科の熱帯性の常緑樹。夏にはクリームがかった白い小さな花をつける。世界最古のスパイスともいわれ、世界各地で香辛料や薬として用いられてきた。古代エジプトではミイラの防腐剤としても使われてきた。

生薬の桂皮 (樹皮) は身体の冷えを取り除き、血の巡りをよくし、風邪薬で知られる葛根湯にも含まれる。また日本薬局方では、芳香性健胃薬として食欲不振、消化不良などに用いられる。

別名は、肉桂、ニッキ、トンキンニッケイ、カッシア。スパイスとしては、ヨーロッパでは、シナモン (セイロンシナモン *Cinnumum verum*) とカッシアを区別して使用しているが、日本ではどちらもシナモンと呼ばれる。

シナモン・カッシア

成分

芳香族アルデヒド類：強い抗感染（抗菌、抗ウィルス、抗真菌）、免疫刺激、強壮、温める

ケイ皮アルデヒド類：月経促進

皮膚塗布で期待される効果（経皮吸収ルート）

〈心に〉 弱った気持ちを温め気力を回復。うつうつとした気持ちを心を明るくさせる。

〈身体に〉 弱った機能・各器官を強壮、消化器系の活性化。

身体の芯からの冷え、手足の冷たさ、むくみ、ダイエット、代謝アップに。性的強壮、無月経や更年期に。

〈皮膚に〉 あかぎれ、しもやけ予防に。感染した皮膚、水虫。

使用上の注意

皮膚刺激が一番強いので、ごく少量使用のこと。必ず、パッチテストを行い、皮膚の弱い方は使用しない。クマリンの肝臓毒性のため、高濃度・長期継続利用しない。妊娠中・乳幼児は使用しない（250ページ A、D、F）。

室内拡散などで期待される効果（嗅覚ルート）

感染症対策に。少量利用で、甘く温かく心地よい気持ちをもたらす。

シーン別

室内拡散（寝室の感染症対策、温かい雰囲気にしたいとき）
皮膚塗布（病後の疲労回復、消化不良、冷え、ダイエット用、しもやけケア用オイル）
スキンケア（水虫などの感染症対策オイル）

適用

大人　高齢者△

ノート

ミドルノート
お菓子のような、甘く、スパイシーで温かみのあるニッキの香り。
非常に香りが強いので、1滴で香る。自宅の個室や寝室など、周囲に人がいないところでの使用がおすすめ。

レシピ

冷え、むくみ（重度）（107ページ）　下痢（118ページ）

鎮静	調整	強壮
		8.5

8. ジュニパー

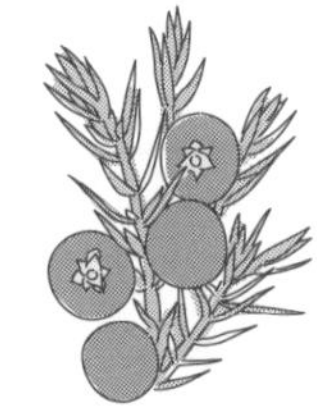

心や身体の余分なものを浄化し、
元気を与える目覚めの木

学名	*Juniperus communis* 学名 *Juniperus* は　ビャクシン属の総称
水蒸気蒸留部位	実つき小枝
主な産地	フランス等

植物

ヒノキ科ビャクシン属は、北半球の亜熱帯から北極圏まで一番広範囲に生息している針葉樹。一番ポピュラーなのがジュニパー。荒野や荒れ地、山の斜面、寒冷地に自生し、樹高 10 メートル、葉はかたく、先端が鋭くとがった針状の葉を持つ常緑針葉樹。青い色をした球果は 3 年かけて黒く熟す。

ヨーロッパでは、土地の霊への供物をこの木の下に置くという、古くからの風習が今でも残っている。ドイツ語 Wacholder（＝ビャクシン）は、「目覚める木」という意味で、人間と霊界の媒体として見張っている守護者と考えられている。何千年もの間、バビロニア、エジプト、チベット、ネイティブアメリカンなどさまざまな部族において、儀式用の薫香、浄化のために用いられてきた。ヨーロッパではドアの上につるすと、悪い力や悪意を持った人から守ってくれるといういい伝えがある。

フランスでは伝統的に、特に病後の回復期に体から老廃物を輩出する力の衰えを、腎臓を刺激して強壮するために使用される。ジンの香りとして有名で、肉や詰め物などの風味づけにも使われる。乾燥した実を使うハーブティーは、利尿剤のお茶として有名。

成分

モノテルペン炭化水素類：うっ滞除去　副腎皮質ホルモン様　抗炎症　抗菌
抗ウィルス
ピネン：強壮
p- サイメン、β - カリオフィレン：強い鎮痛

皮膚塗布で期待される効果（経皮吸収ルート）

〈心に〉 余分な感情を洗い流し、否定的な感情の浄化・落ち込みからの回復。
〈身体に〉 むくみ , 冷え , 肩こりなど血行不良による痛み。リウマチ、関節炎、坐骨神経痛。胃を温めて、消化を促進。

使用上の注意

妊娠中はすすめない（伝統的に避妊に使われるハーブのため）。

室内拡散などで期待される効果（嗅覚ルート）

どろどろ停滞し続ける感情を追い払い、ネガティブな感情や、考えから身を守る守護の働き。余分な感情を洗い流し冷静な思考力を呼び戻し、神経の強化して不屈の精神と覚悟をもたらす。

シーン別

室内拡散（気持ちの浄化、感染症対策）
皮膚塗布（むくみ、ダイエット用、肩こり・腰痛・関節炎・膝などの痛みケア用オイル）
スプレー／コロン／ロールオン／入浴剤（感染症対策、心身をスッキリさせたいとき）

適用

大人　高齢者

ノート

トップノート
ほろ苦さと森を感じる針葉樹の香り。サイプレスなど同じ針葉樹、柑橘系と相性がよい。

レシピ

冷え、むくみ（107ページ）　慢性疲労（［朝］149ページ）

鎮静	調整	強壮
		8★

★鎮痛

9. ジンジャー

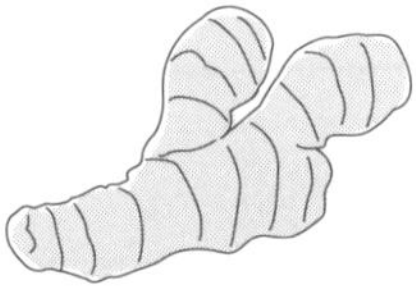

温めて、消化器系アップ！
消化器の不調ナンバーワン

学名	*Zingiber officinalis* officinalis 薬用の意。サンスクリット語「SINGAVERA」根の形が鹿の角に似ていることから。
水蒸気蒸留部位	根茎
主な産地	中国、インドネシア、マダガスカル、アフリカ

植物

東南アジア原産の熱帯性の多年生。草丈 60 ～ 120 センチメートル。ジンジャーは根から蒸留。根で土の栄養を吸い上げ、光合成の養分を蓄える。しょうがの根は太く、栄養を吸収する力が強いので、消化器系の不調には最適。

紀元前から、薬として栽培されていた。10 世紀のヨーロッパでは、東洋の貴重なスパイスとして高値で取引されていたため、味を楽しめるのは一部の特権階級に限られていた。現在は、その万能ぶりから、世界中の料理に使われているが、漢方では、火のような熱い性質があることから、下痢やカタル症状のときなど体内の湿気がうまく処理できないときに使用される。本質的に温め、活力を与え、消化器系の内臓を活性化し、温めるジンジャー湯は食欲不振、消化不良、膨満感、腹部のガスを解消する。

東洋医学では、腎気を補う作用には精力を増す強壮剤の働き、慢性疲労や性的不感症に。生の根は風邪や悪寒に発汗を促し、痰を切るために使用してきた。乾燥させた根は乾姜と呼び、主に体の陽気を回復させるのに役立つ。

成分

セスキテルペン炭化水素類（－）：鎮静、抗炎症
ジンギベレン：消化促進、β - フェランドレン　抗カタル

皮膚塗布で期待される効果（経皮吸収ルート）

〈心に〉 冷えきった心を温めて、一歩を踏み出す勇気を与える。生命力を高める。身体的エネルギーを高め、勇気づける。
〈身体に〉 吐き気、消化不良、消化器系の不調全般に。鎮咳。

使用上の注意

特になし

室内拡散などで期待される効果（嗅覚ルート）

自分の足元を見つめる、困難に立ち向かう強さをもつ。生命力を引き上げて、勇気づける。目標に向かって、頑張る気持ちをサポート（グラウンディングのような、根づく、根を張る作業）。

シーン別

皮膚塗布（冷え対策、消化器系ケア用オイル、クリーム）
スプレー／ロールオン（吐き気、車酔い、つわり）
入浴剤（冷え、咳に）

適用

大人　高齢者　※子ども、妊婦は使用しないこと

ノート

ミドルノート
落ちついた温かみのあるスパイシーな根の香り。
外国産の精油と日本産の精油では香りが違い、日本産はさわやかな香りで印象が変わる。柑橘系などさわやかな香りと相性がよい。

レシピ

下痢（118ページ）　便秘（123ページ）

鎮静	調整	強壮
6.5		2.5

10. ゼラニウム

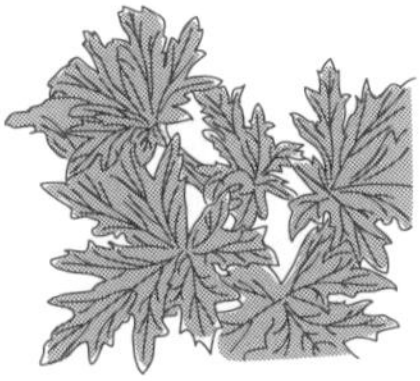

美肌ケアに欠かせないバラに似たハーブの香り

学名	*Pelargonium × asperum* 果実の形がコウノトリ (ギリシャ語 pelargos) のくちばしに似たことに由来。「asperum」は起伏に富む土地の意味。
水蒸気蒸留部位	葉
主な産地	エジプト、中国、マダガスカル

植物

温帯～熱帯に自生。寒さに弱い草丈 1 メートルのフウロソウ科の多年生常緑植物。エジプト、中国原産で、アルジェリア、マダガスカルで栽培される。ピンク系の花は香らず、葉から精油を蒸留する。17 世紀後半、南アフリカからヨーロッパに輸出され、甘いバラに似たフローラルハーブの香りは主に男性の香水用に栽培された。

ローズに似た上品な香りで、香水と美容で広く使用された。昔から素晴らしい治癒力を持つ植物とみなされ、創傷、腫瘍、骨折の薬として使用された。

成分

モノテルペンアルコール類：幅広い抗感染（抗菌、抗ウィルス、抗真菌）、免疫調整作、神経強壮
エステル類：鎮静、神経バランス回復、鎮痛、鎮痙攣、抗炎症、血圧降下
ゲラニオール：抗不安、収斂、子宮収縮
シトロネロール：蚊忌避
ケトン類：胆汁分泌促進、去痰、粘液溶解、脂肪溶解、創傷治癒

皮膚塗布で期待される効果（経皮吸収ルート）

〈心に〉 ストレスや不安、落ち込みに。
〈身体に〉 関節炎、自律神経系の不調に。
〈肌に〉 美肌、アンチエイジング、しわ対策、かゆみ肌、切り傷・火傷の治癒促進、水虫などの真菌症対策、蚊よけ。

使用上の注意

特にないが、含有量は多くはないものの、ゲラニオールが含まれているため妊娠初期は避けたほうがよいとの説もある。

室内拡散などで期待される効果（嗅覚ルート）

甘いバラに似たハーブ調の香りで、落ち込む気持ちをサポート。心身のバランスがとれていないと感じたときに。

シーン別

皮膚塗布（更年期、PMSのケア）
スキンケア／ヘアケア（美容、アンチエイジング、ニキビ肌に、汗っぽい肌に、切傷・火傷のケアに、水虫などの皮膚感染症対策のオイル、クリーム）
スプレー（蚊よけスプレー）

適用

大人　高齢者　子ども

ノート

ミドルノート
ローズに似た、甘く重い、フローラル調と、ややグリーン調の香り。
ローズ、ネロリなどの花の香り、柑橘系と相性がよい。

レシピ

かゆみ肌（174ページ）　アンチエイジング（172ページ）

鎮静	調整	強壮
1.8	6	

11. ティートゥリー

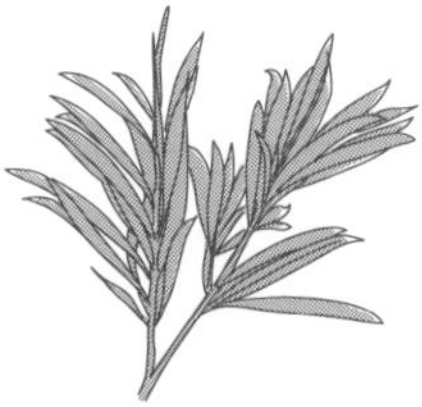

生命力にあふれ、免疫力アップに欠かせない
天然の抗生物質

学名	*Melaleuca alternifolia* mela(黒)、leuca(白)は、細かな小さい白い花が黒っぽい樹皮に由来。「alternifolia」は互生を表す。
水蒸気蒸留部位	葉
主な産地	オーストラリア、南アフリカ

植物

オーストラリア原産、亜熱帯湿潤湿地土壌に生息する樹高 10 メートルのフトモモ科の小高木。非常に生命力が強く、幹を切り倒しても、2 年後には再び伐採できる。1770 年オーストラリア大陸を発見した英国クック船長は、原住民のアボリジニがお茶として飲んでいたので、この木を「ティー（お茶）の木」として、「ティートゥリー」と名づけた。4000 年以上前からアボリジニは、風邪や喉、頭痛の薬として用いてきた。消毒効果が高く、幅広い感染症を予防するため、第 2 次世界大戦中、負傷兵の治療用に使用された。

ティートゥリーの感染症に関する研究が多くされている。

成分

モノテルペンアルコール類：幅広い抗感染（抗菌、抗ウィルス、抗真菌）、免疫調整、神経強壮

テルピネン - 4-ol：副交感神経強壮、抗炎症

モノテルペン炭化水素類：うっ滞除去、副腎皮質ホルモン様、抗炎症、抗菌、抗ウィルス

皮膚塗布で期待される効果（経皮吸収ルート）

〈心に〉 リフレッシュ。

〈身体に〉 感染症予防に、免疫力低下による疲労や疲れに。口腔ケア(口内炎、口腔ヘルペス、歯槽膿漏、歯肉炎)。

〈肌に〉 ニキビ肌、湿疹、手荒れ、虫刺され。水虫など感染した皮膚ケアに。放射線治療の皮膚保護。

使用上の注意

酸化すると皮膚刺激物質へ変わりやすいので、早めに使いきる(通常開封してから1年期限だが、これは1年より短い期限がおすすめ)。敏感肌の人は、ごく薄めに希釈して使用する(伝統的には原液使用と伝えられてきたが、近年、注意が必要と判明)。

室内拡散などで期待される効果(嗅覚ルート)

感染症対策(就寝にも)。リフレッシュ。気持ちを落ち着かせる。

シーン別

室内拡散(感染症対策、リフレッシュ、落ち着きのなさからの回復)
皮膚塗布(免疫力アップ、感染予防用オイル、クリーム、口腔ケア用マウスウォッシュ)
スプレー(感染症対策のマスクスプレー)
スキンケア(ニキビ、手荒れ対策オイル、水虫などの感染症対策)

適用

大人　高齢者　子ども

ノート

トップノート
葉のさわやかさ、薬のような苦味をもつ香り。
ハーブ調の香り(ユーカリ、ペパーミント)柑橘系と相性がよい。

レシピ

風邪(予防)(158ページ)　花粉症(161ページ)

鎮静	調整	強壮
	4.5	4.5

12. ネロリ

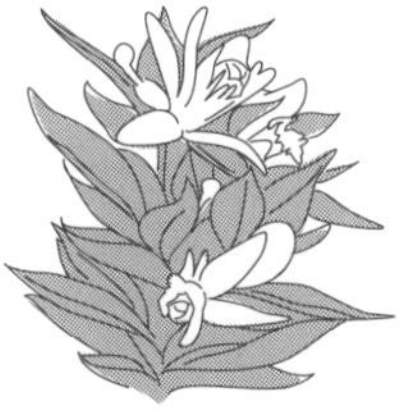

生きる喜びを取り戻し、幸せな気持ちを呼び戻す、
天然の精神安定剤

学名	*Citrus aurantium* ssp. *amara*
水蒸気蒸留部位	花
主な産地	チュニジア、モロッコ、イタリア

植物

インド原産のミカン科の常緑樹のオレンジ・ビターの花。地中海のすべての気候地域で栽培。 摘みたての花や乾燥させた花を入れたお風呂に入ると、魅力度をアップさせると信じられた。

白い花は、昔から処女の象徴として、「結婚の喜び」、「幸せと喜び」につながるように作ったサシェに加えられた。天然の精神安定剤と呼ばれ、感情や情緒のバランスをとるナンバーワン。「特徴類似説」によると、頭部にあたる花は、心や精神面に働く。

17 世紀の革製品は動物の悪臭があったため、オレンジ・ビターの花の香水で手袋にマスキングした。皮手袋産業が盛んだった南フランスのグラースでは、オレンジ・ビターを香料として最初に生産を行い、これがのちに、グラースの香料産業の中心となる一端となった。イタリアのネロラ公妃、社交界にオレンジ・ビター入り香水を広めたため、「ネロリ」と名づけられた。

成分

モノテルペンアルコール類：幅広い抗感染（抗菌、抗ウィルス、抗真菌）、免疫調整、神経強壮

モノテルペン炭化水素類：うっ滞除去　副腎皮質ホルモン様　抗炎症　抗菌　抗ウィルス

リナロール・ゲラニオール：抗不安

皮膚塗布で期待される効果（経皮吸収ルート）

〈心に〉 落ち込みやうつ状態のケアに。

〈身体に〉 ストレスによる食欲不振。

〈肌に〉 加齢肌、乾燥肌。

使用上の注意

特になし

室内拡散などで期待される効果（嗅覚ルート）

「生きる喜び」を取り戻し、幸せな気持ちを呼び起こす。落ち込みやうつ状態に、ストレスフルなときに。落ち着き、鎮静、睡眠サポート。

シーン別

室内拡散（落ち込み、ストレスに）
皮膚塗布（パニック、恐怖、恐怖症の攻撃、主なストレス、不眠症、感情苦悩、不安、神経衰弱、寝つきが悪いとき）
スプレー／コロン／ロールオン／入浴剤（不眠に、ストレスケア）
スキンケア（アンチエイジング用）

適用

大人　高齢者

ノート

ミドルノート
甘く、ほのかな苦味のあるフローラルな香り。
花（ローズ、ラベンダー）、柑橘系（オレンジ、マンダリン）、プチグレンと相性がよい。

レシピ

倦怠感 (109 ページ)　ストレス時のスキンケア（172 ページ）

鎮静	調整	強壮
1.5	4	2★

★交感神経優位に

13. バジル（スィート・バジル）

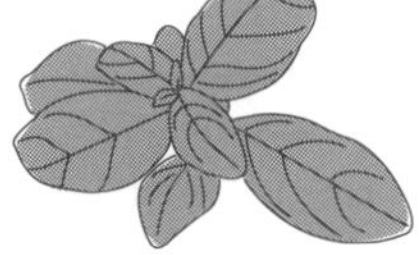

疲れや痛みを解放するハーブの王様

学名	*Ocimum basilicum* 学名 basilicus は、ラテン語「basileus」が「王」という言葉に由来し、”ハーブの王様” と呼ばれる。バジルは浄化 (魔除け) のハーブとして、王家の庭に植えられたことから、清めの入浴剤として使われてきた。ギリシャ語では「小さな王」を意味する。ローマ神話に登場する「basileus」は、砂漠の蛇の王で、にらまれると死んでしまうという伝説がある。
水蒸気蒸留部位	花と茎葉
主な産地	インド、ベトナム

植物

インド原産。草丈 60㎝ほどのシソ科の多年草 (日本では一年草)。バジルの種類は 150 種以上あるといわれ、スイートバジルは、イタリア料理などに多用されている。

インドでは、ホーリーバジル、トゥルシー (Ocuimum sanctum) は最も神聖な植物の一つとして、たいていの家庭で育てている。寺院では水やりとバジルの葉を神に捧げることが日課とされる。ホーリーバジルはオイゲノールが主成分で、和名はメボウキ。バジルの種は水分を含むと、外側がゼリー状になる。このゼリーが目の汚れを取る目薬であり、「目の箒」に由来。古代から呼吸器系の感染症、消化障害などに使われてきた。16 世紀まで、バジルは頭痛、片頭痛、鼻風邪に利用したり、また、脳をクリアにするためにバジルの香りを吸入して精神的な疲労に使われてきた。

成分

フェノールメチルエーテル類：強力な鎮痙攣、鎮痛、抗炎症
チャビコールメチルエーテル：消化促進

皮膚塗布で期待される効果（経皮吸収ルート）

〈心に〉 頭脳疲労、精神疲労をリフレッシュしたいときに (自律神経調整)。
〈身体に〉 消化器系の不調 (胃けいれん、胃炎、消化不良、肝炎)。咳、喘息、胃けいれん、こむら返り、筋肉の拘縮、生理痛など。自律神経失調、時差ぼけ、夜勤の仕事。

使用上の注意

皮膚刺激があるので、十分に希釈して使用すること（250ページB）。

室内拡散などで期待される効果（嗅覚ルート）

精神的疲労、モヤモヤを浄化して、リフレッシュしたいときに。自分の内なる理想・使命を明確にすることで、自己制御をサポート。

シーン別

皮膚塗布（咳、喘息、胃痙攣、こむら返り、筋肉の拘縮、生理痛ケアオイル、クリーム。自律神経失調、時差ぼけ、夜勤仕事対策オイル）
ロールオン／入浴剤（手浴、リフッシュしたいとき）

適用

大人

ノート

トップ〜ミドルノート
特徴的な香りなので、少量でも目立つ。
ペパーミントなどすっきりしたハーブ調の香りや柑橘系と相性がよい。

レシピ

片頭痛（112ページ）　咳、喘息（116ページ）　下痢（118ページ）
時差ぼけ、体内時計の不調（135ページ）

鎮静	調整	強壮
	8.5★	

★鎮痛

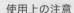

14. プチグレン

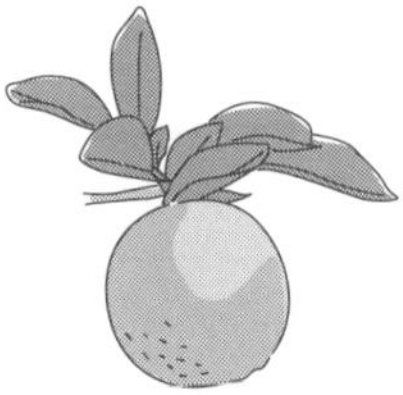

神経を落ちつかせ、
穏やかな自分を取り戻す香り

学名	*Citrus aurantium ssp. amara*
水蒸気蒸留部位	葉
主な産地	イタリア

植物

中国原産、ミカン科の樹高5メートルの低木オレンジ・ビターの葉。樹齢 20 年以上の木から、花はネロリ精油、果皮からはオレンジ・ビター精油がとれる。

オレンジ・スィートの近縁種で、ビターのほうがより原種に近い。和名は橙（苦橙）。日本で正月に飾る橙は、「代々、栄える」に由来する、豊かさを表す縁起物として使われる風習がある。

プチ（petiti 小さい）、グレン（grain 粒）に由来する。以前は熟す前の粒のような実から採取していたことにちなんでいる。

成分

エステル類：鎮静、神経バランス回復、鎮痛、鎮痙攣、抗炎症、血圧降下
アントラニル酸ジメチル：セロトニン様
モノテルペン炭化水素類（柑橘）：うっ滞除去、副腎皮質ホルモン様、抗炎症、抗菌、抗ウィルス、消化促進
リモネン：蠕動運動促進
モノテルペンアルコール類：幅広い抗感染（抗菌、抗ウィルス、抗真菌）、免疫調整、神経強壮
α - テルピネオール：誘眠

皮膚塗布で期待される効果（経皮吸収ルート）

〈心に〉 怒りや興奮したときに。不安、心配、緊張のときに、感情のバランスが取れない時に。精神的疲労、眠りにくい時に。

〈身体に〉 ストレスが原因の痛み、痛みの悪化に。自律神経失調。ストレス性胃炎、胃痛などストレスによる消化器の不調に。

〈肌に〉 脂性肌におすすめ。

使用上の注意

特になし

室内拡散などで期待される効果（嗅覚ルート）

緊張やストレスで眠りにくいときに。

「特徴類似説（植物の姿形が、その性質を表すという説）」では、同じビターオレンジの木から抽出される頭部にあたる花（ネロリ）は、心や精神に働くのに対し、葉から抽出されるプチグレンは、思考や意識に関連し、意志や思考を明確にしたいときに使う。

シーン別

室内拡散（特に妊婦、子ども用のストレス・緊張、不眠、興奮の緩和、発熱に）
皮膚塗布（ストレス性胃腸炎、咳止め、自律神経失調ケアオイル、クリーム）
スプレー／コロン／ロールオン／入浴剤（ストレス、興奮、自律神経調整に）

適用

大人　高齢者　子ども　妊婦

ノート

トップからミドルノート
柑橘をイメージさせるウッディな青葉の香り。男性用香水にも使われる。
柑橘系、ハーブ調（ラベンダー、ローズマリー）と相性がよい。

レシピ

肩こり、頭痛（125ページ）　高血圧（128ページ）　不眠（130・152ページ）
PMS（140ページ）　慢性疲労（149ページ）

鎮静	調整	強壮
5.5	3.5	1

15. ブラックスプルース

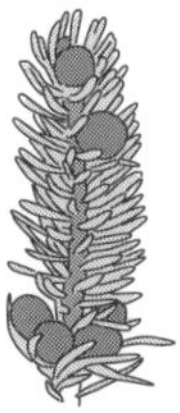

厳しい環境を耐え抜く生命力の強さを
サポートする光の木

学名	*Picea　mariana* 学名 Picea はトウヒ属の総称。
水蒸気蒸留部位	針葉
主な産地	カナダ

植物

マツ科の常緑針葉樹。厳しい北部の環境に適応力を持ち、–65 度の環境でも生き抜く。北の森林限界線は通常この木で、超えるとツンドラ地帯となる。

和名は黒唐檜《トウヒ》。山地の斜面や湿地に、マツ科の 30m 常緑高木であるエゾマツが変化してトウヒになったとされる。古代より、トウヒ属は長さのある木材として特に船のマストに使われてきた。また、振動に対する共振性がよいので、楽器の木材に利用される。太古の時代から痛風やリウマチに、咳や風邪などの呼吸器の感染に、使われてきた。

中央アジアのアルタイ山麓地方の先住民にとって、巨大なトウヒの木は、天上界 (精神世界)、地上界 (俗世界)、地下界 (黄泉の国、死者の世界) の 3 つを結ぶ世界樹としていた。

日本でクリスマスツリーとして有名なのは、ドイツトウヒ。クリスマスツリーは「光の木」であり、常緑樹はヨーロッパの真冬のお祝いに使われてきた。

成分

エステル類：鎮静、神経バランス回復、鎮痛、鎮痙攣、抗炎症、血圧降下
モノテルペン炭化水素類（針葉樹）：うっ滞除去、副腎皮質ホルモン様、抗炎症、抗菌、抗ウィルス
δ 3 カレン：鎮咳

皮膚塗布で期待される効果（経皮吸収ルート）

〈心に〉 元気になりたいときに。心を元気にさせるバルサム調の香り。
〈身体に〉 病後、疲れの回復に。咳や喘息に。肩こり、腰痛、冷え、むくみに。
〈お肌に〉 痒み肌に。

使用上の注意

特になし

室内拡散などで期待される効果（嗅覚ルート）

弱った気持ちを引き上げて、元気にさせる。感染症対策。

シーン別

室内拡散（感染症対策、弱った気持を元気づける）
皮膚塗布（心身の疲労、咳、むくみ、肩こり・腰痛ケアオイル、クリーム）
スプレー／コロン／ロールオン（心身の疲労に）
スキンケア（かゆみ肌、炎症肌に）

適用

大人　高齢者　子ども

ノート

ミドルノート
モミの木の香りに似たバルサム調の香り。針葉樹の香りと相性がよい。

レシピ

倦怠感（109ページ）　咳、喘息（116ページ）　若年性更年期（147ページ）
慢性疲労（[朝] 149ページ）　かゆみ肌（174ページ）

鎮静	調整	強壮
2.5		6

16. フランキンセンス

神とつながる神聖な香り

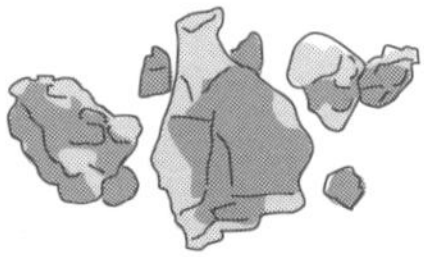

学名	*Boswellia carterii*
水蒸気蒸留部位	樹脂
主な産地	ソマリア、スペイン

植物

中近東原産、乾燥した半砂漠地域に育つ樹高7メートルのカンラン科の低木。フランキンセンスは「frank= 真実の、聖なる」と「incense= 香り、薫香」からなる中世フランス語に由来。

アラビア半島のオマーンのフランキンセンスは最高級品質とされ、2000 年に「フランキンセンスの土地」として、世界文化遺産に登録されている。

樹皮を傷つけると染み出る乳白色の樹脂を蒸留して精油にする。和名の乳香はこの乳白色の樹脂に由来。「特徴類似説」では、皮膚を傷つけたときにできる「かさぶた」のようで、皮膚の傷を修復する役割として使われてきた。また、半砂漠という過酷な環境に生息していることから、過酷な状況のときに、心の傷を修復すると期待される。

成分

モノテルペン炭化水素類（針葉樹）： うっ滞除去、副腎皮質ホルモン様、抗炎症、抗菌、抗ウィルス

αピネン：強壮

αフェランドレン：鎮咳

セスキテルペン炭化水素類（+）：強壮、刺激

β - カリオフィレン：強い鎮痛

皮膚塗布で期待される効果（経皮吸収ルート）

〈心に〉 不安やパニックなどの感情を鎮め、精神強化に。気分の落ち込み、ストレスからの回復。

〈身体に〉 咳や風邪などの感染症に。

〈お肌に〉 乾燥肌や加齢肌のお手入れに。傷、あかぎれに。

使用上の注意

特になし

室内拡散などで期待される効果（嗅覚ルート）

心を静めて、祈りと瞑想に誘う。教会の葬儀では、故人と神を称え、魂をより高い存在へ運ぶために、薫香されてきた。悪霊を追い払うために焚かれたことから、過去を悩むのを追い払い、気持ちを新たにして軌道修正をするときに。気持ちを浄化したいとき。

シーン別

室内拡散（ストレス、興奮、鎮痛用、感染症対策、病室に。瞑想に）
皮膚塗布（ストレス、鎮静用クリーム、オイル）
スプレー／コロン／ロールオン／入浴剤（鎮咳、感染症対策、ストレス対策、鎮静、瞑想）
スキンケア（ストレス用、アンチエイジング用、手荒れ用クリーム、オイル）

適用

大人　高齢者　子ども

ノート

ミドルノート
他の樹脂より軽く、ほのかに華やかさもあり、落ちついたバルサム調の香り。
スパイス系（シナモン、クローブ）、樹脂（ミルラ）、柑橘系、花の精油と相性がよい。

レシピ

ストレス時のスキンケア（172ページ）

鎮静	調整	強壮
		8★

★鎮痛

17. ペパーミント

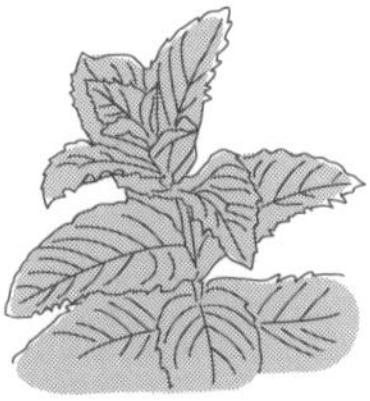

怒り、興奮、痛み、かゆみをクールダウンして
静めるハーブ

学名	*Mentha × piperita*
水蒸気蒸留部位	花と茎葉
主な産地	フランス、インド

植物

ウォーターミントとスペアミントの自然交配種。シソ科の多年草。昔から、消化器系の不調に使われてきた薬草。

ギリシャ神話では冥王ハデスに愛された妖精ミンタ (Menta) を嫉妬したハデスの妻の呪いで、ミントに変えられた。冥王ハデスは、ミントの心の痛みを和らげるため、香りを授けたとされる。それ以来、香りが人々を魅了するといわれる。

レモン、オレンジに次いで世界で 3 番目に人気のある精油。

成分

モノテルペンアルコール類：幅広い抗感染（抗菌、抗ウィルス、抗真菌）、免疫調整、神経強壮
メントール：鎮痛、冷却
ケトン類：胆汁分泌促進、去痰、粘液溶解、脂肪溶解、創傷治癒

皮膚塗布で期待される効果（経皮吸収ルート）

〈心に〉 集中力、クールダウン、怒り、興奮を鎮静。
〈身体に〉 鎮痛作用、片頭痛、鼻づまり。消化器系の不調。
〈肌に〉 ほてりを静める、痒み肌に。

使用上の注意

乳幼児、妊娠中、授乳中、神経系の弱い人 (高齢者)、てんかん患者の方は、使用しない(250 ページ E)。全身のトリートメント、入浴時には向かない(全身の温度感覚「冷覚」に影響する)。
猫、子犬のいる部屋で室内拡散しない（特に猫は、ケトン類を代謝できない)。

室内拡散などで期待される効果（嗅覚ルート）

メントールの冷却作用により、集中力アップ、クールダウン、怒り、興奮を鎮静させる。

シーン別

室内拡散（集中、リフレッシュ用、勉強部屋、仕事部屋に）
皮膚塗布（偏頭痛、鼻づまり、かゆみ・痛み用オイル、ジェル、クリーム）
スプレー／コロン／ロールオン（集中、リフレッシュ用）
スキンケア（かゆみ肌、炎症に）
その他（ゴキブリ対策、台所の掃除に）

適用

大人　※高齢者、子ども、妊婦は使用しないこと

ノート

ミドルノート
甘く清潔感のあるメントールの香り。ハーブ調、柑橘調と相性がよい。

レシピ

片頭痛（112ページ）　アレルギーによるかゆみ（161・174ページ）
時差ぼけ・体内時計の不調（134ページ）　ホットフラッシュ（145ページ）
花粉症（161ページ）　鼻づまり（163ページ）　かゆみ（174ページ）
じんましん（176ページ）

鎮静	調整	強壮
	7.5★	

★冷却

18. ヘリクリサム（イモーテル）

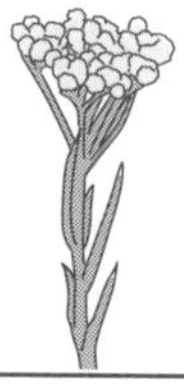

永遠の命の名を持つ
アンチエイジングナンバーワン

学名	*Helichrysum italicum ssp. serotinum*
水蒸気蒸留部位	花と茎葉
主な産地	フランス、スロベニア、バルカン、ボスニア、イタリア

植物

ヨーロッパ南部原産。キク科の常緑樹。60センチメートルほどの小低木。

ハーブの、カレープランツやエバーラスティングの名前でも知られる。園芸種には多くの変種がある。植物そのままお花の香りは、カレープランツの名前の通り、カレーに似た香りで、料理の香りづけに利用。ラベンダーに似た葉は銀色で夏に咲く黄金色の小花は乾燥しても色あせないので、ドライフラワーにも使われる。聖ヨハネが愛した花といわれ、花言葉は「永遠の思い出」。

精油は、甘い蜂蜜を思わせる落ち着いた香り。血管の若返り効果が抜群で、不死鳥の意味のイモーテル、永遠の命の意味のエバーラスティングなどの別名をもつ。

成分

ケトン類：胆汁分泌促進、去痰、粘液溶解、脂肪溶解、創傷治癒
βジオン：血種抑制
エステル類：鎮静、神経バランス回復、鎮痛、鎮痙攣、抗炎症、血圧降下

皮膚塗布で期待される効果（経皮吸収ルート）

〈身体に〉 静脈瘤（血管壁を強化し、静脈炎を改善）。打撲、筋肉痛、関節炎。
〈肌に〉 顔の収れん、ひきしめ。傷の修復（手荒れ、ケロイド）。

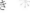

使用上の注意

乳幼児、妊娠中、授乳中、神経系の弱い人 (高齢者)、てんかん患者の方は、使用しない（250 ページ E、F）

室内拡散などで期待される効果（嗅覚ルート）

特になし

シーン別

皮膚塗布（打撲、打ち身、関節炎、筋肉痛対策のオイル、クリーム）
スキンケア（アンチエイジングに、手荒れ、傷の修復用クリーム）

適用

大人　高齢者（部分使用）

ノート

ミドルノート
ほろ苦さと甘いはちみつを思わせる落ち着いた特徴的な香り。
ラベンダー、柑橘調と相性が良い。

レシピ

内出血のあざ・傷跡（179 ページ）

鎮静	調整	強壮
3.5	0.5★	4.5

★血種抑制

19. ホーウッド

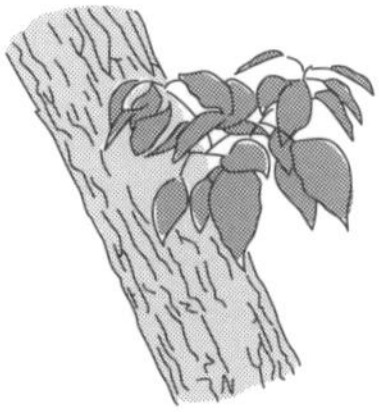

穏やかで優しく免疫力をサポートする
アジアの木

学名	*Cinnamomum camphora* CT *Linalool* 芳樟の木部から取れた精油をホーウッド、葉部から取れた精油をホーリーフとする場合もある。CTとはケモタイプの意味。 *Cinnamomum camphora* CT *Linalool* 芳樟　アジア(中国・日本)で育つ *Cinnamomum camphora* CT *Camphor* 樟　アジア(中国・日本)で育つ *Cinnamomum camphora* CT *Cineole* ラヴィンツァラ（マダガスカルで育つ）
水蒸気蒸留部位	木部
主な産地	中国

植物

樹高30mの常緑高木。枝、木部からとれる無色の結晶で樟脳ができる。防虫剤で知られる。また、カンフル（カンファー）とも呼ばれ、強心薬にも使われた。芳樟《ほうしょう》（ホーウッド）は変種で、主に南九州で栽培される。樟脳は取れず、香料として使われる。

樟《くすのき》は寺院や公園によく植えられ、南へ行くほど多く見られる。防虫効果を期待して、たんすなどの家具にも利用されてきた。ラヴィンツァラは**24.**を参照。

成分

モノテルペンアルコール類：幅広い抗感染（抗菌、抗ウィルス、抗真菌）、免疫調整、神経強壮

リナロール：抗不安

皮膚塗布で期待される効果（経皮吸収ルート）

〈心に〉 不安が強い、抑うつ状態のときに（ストレス、落ち込み、悲しみ、マタニティブルー）。

〈身体に〉 感染症対策に、免疫力UPに。

〈肌に〉 日常のスキンケアに、皮膚の感染症に。

使用上の注意

ホーウッド、ラヴィンツァラは注意は特になし。カンファータイプ(日本産樟精油など)は、ケトン類を高濃度含むため、子ども、妊婦、高齢者、てんかん患者には、使用しない（250ページ E、F)。

室内拡散などで期待される効果（嗅覚ルート）

不安や落ち込みが強いときに、爽やかな香りで優しく力づけてくれる。感染症対策に（抗ウィルス作用 / モノテルペン炭化水素類)。

シーン別

室内拡散（感染症対策に、不安・落ち込み・ストレス時に）
皮膚塗布（感染症対策、免疫力アップに、不安や落ち込みケア用オイル、クリーム、ジェル）
スキンケア（日常のお手入れに、水虫などの感染症対策に）

適用

大人　高齢者　子ども　妊婦

ノート

トップノート
甘く爽やかで優しいリナロールの香り。ハーブ調、フローラル調の香りと相性がよい。

レシピ

風邪（予防）(158ページ)　日常のスキンケア（171ページ）
アンチエイジング（172ページ）

鎮静	調整	強壮
	10	

20. マジョラム（スィート・マジョラム）

心も身体も温める教会のハーブ

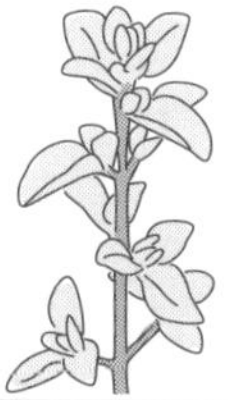

学名	*Origanum majorana* origanum ＝山の喜び　major= より長い寿命を与えるという意味に由来。
水蒸気蒸留部位	花と茎葉
主な産地	エジプト、ザンビア

植物

地中海原産、草丈 50 センチメートルのシソ科の多年草。カルペパーは「あらゆる庭園に生えていて、よく知られる」の記述のとおり、ヨーロッパではどこでも見られる。

昔から料理に使用されてきたように、消化器をサポートするハーブ。精神的、肉体的にも温める作用があり、孤独や悲しみにいる人を慰めるのに効果的です。モンクス (教会の) ハーブとも呼ばれるのは、独身でいる道を選んだり、配偶者と死別した人が救いを求めてきたりしたときに使われ、制淫効果がある。イギリスで最古の教会の一つを訪れたとき、台所裏の小さなハーブ畑にマジョラムが植えられていた。

成分

モノテルペンアルコール類：幅広い抗感染（抗菌、抗ウィルス、抗真菌）、免疫調整、神経強壮

テルピネン -4-ol：副交感神経強壮

モノテルペン炭化水素類：うっ滞除去　副腎皮質ホルモン様　抗炎症　抗菌　抗ウィルス

皮膚塗布で期待される効果（経皮吸収ルート）

〈心に〉　孤独や悲しみ、心を慰めて、休息に、精神疲労に（学名の喜びに由来）。眠りにくい、緊張に。ストレスや不安で冷えた心を温める。

〈身体に〉　冷えやむくみ、肩こりに。不眠、高血圧肩こり、緊張の緩和に。便秘や胃痛など、ストレスによる消化器系の不調に。

使用上の注意

特になし

室内拡散などで期待される効果（嗅覚ルート）

感染症対策に。孤独や悲しみ、心を慰める。緊張を緩めるので、休息に、精神疲労に。

シーン別

室内拡散（精神疲労、悲しみ、不安に。感染症対策に）
皮膚塗布（冷え、むくみ、肩こりケア用オイル、クリーム）
スプレー／コロン／ロールオン／入浴剤（安眠、リラックス用、緊張緩和用）

適用

大人　高齢者　子ども　妊婦

ノート

トップノート
温かみのあるハーブ調の香り。ハーブ調（ローズマリー）、柑橘系、花の香り（ネロリ、カモマイル・ローマン）と相性がよい。

レシピ

疲労（133ページ）

鎮静	調整	強壮
	4.5★	4.5

★副交感優位に

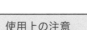

21. マンダリン

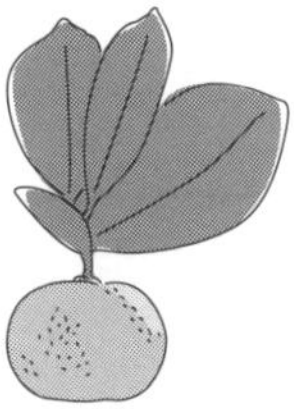

太陽のような安らぎをもたらす、
ほっこりミカンの香り

学名	*Citrus reticulata*
圧搾部位	果皮
主な産地	イタリア　ブラジル

植物

樹高15メートル。中国原産。中国清朝時代の官吏（＝Mandarin）の制服の色だったことに由来。温州ミカンの仲間で、漢方で使われる陳皮は温州ミカンの果皮を乾燥したもので、主に消化不良、風のひきはじめにとる。また、屠《と》蘇《そ》や七味唐辛子としても使われる。アフリカでは、タンジェリンと呼ばれることが多い。

フランスでは、作用が穏やかであることから「子どものための精油」と知られ、子どものげっぷとしゃっくりを含むお腹の不調によく使用される。特徴類似説では、柑橘系の黄金色の実は「太陽」に象徴される。地上に光とエネルギーを惜しみなく注ぐ太陽のように、生きる喜びの感覚を与え、生きる力をサポートしてくれる。

成分

モノテルペン炭化水素類（柑橘）：うっ滞除去、副腎皮質ホルモン様、抗炎症、抗菌、抗ウィルス、消化促進
アントラニル酸ジメチル：セロトニン様
α－リモネン：消化器系の活性化、油汚れを落とす

皮膚塗布で期待される効果（経皮吸収ルート）

〈心に〉 安らぎ、落ち着き、眠りにつくいときに。
〈身体に〉 便秘、消化不良の消化器系の不調。
〈肌に〉 メイク落としに。ニキビ肌。妊娠線予防（妊娠5か月ころから毎日1パーセントマッサージオイルで腹部にマッサージ）。
〈その他〉 台所などの油汚れの掃除に。

使用上の注意

酸化が早いので、開封後は半年で使いきる。浴槽に入れる場合は、必ずアルコールや無香料の入浴剤などの乳化剤を使用する。

室内拡散などで期待される効果（嗅覚ルート）

安らぎ、落ち着き、眠りにつくときに。感染症対策に。

シーン別

室内拡散（不安不眠、焦りや興奮対策に。寝室、リビング、玄関、店頭の受付に）
皮膚塗布（不安、ストレス、便秘、消化不良対策。オイル、クリーム）
コロン／スプレー／ロールオン／入浴剤（不安、不眠、怒り、興奮に）
スキンケア（ニキビ、妊娠線予防）

適用

大人　高齢者　子ども　妊婦

ノート

トップノート
甘さと温かさを感じる柑橘の香り。柑橘系、花、ハーブ調と相性がよい。

レシピ

イライラ（129 ページ）　便秘（123 ページ）　不眠（130・152 ページ）
疲労（133 ページ）　PMS（140 ページ）　生理時の不快な匂い（144 ページ）
若年性更年期障害（147 ページ）

鎮静	調整	強壮
★		9

★セロトニン

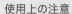

22. ユーカリ・ラディアタ

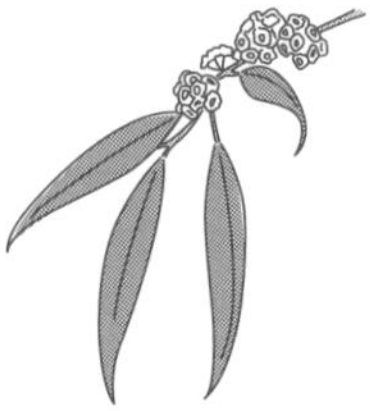

感染症対策に欠かせない！
鼻の通るようなスーッとした爽やかな香り

学名	*Eucalyptus radiata* 学名 eu(よく)+kalyptos(ふた) の意味で、花の蕾とがくがふたのような形をなしています。
水蒸気蒸留部位	葉
主な産地	オーストラリア

植物

500 種類以上あるユーカリの中で、一番安全性の高いユーカリ。オーストラリア先住民の伝染病と熱病の治療薬。

ユーカリの根は非常に水分を吸うために、北アフリカの湿気の多い土地に、蚊の繁殖とマラリアの拡大を防ぐために、植樹されている。

葉は精油成分を豊富に含み、ユーカリに覆われた山は青く見え、「ブルーマウンテン」と呼ばれる。オーストラリアは非常に乾燥した気候だが、この豊富な油が山火事の一因となる。葉に含まれる 1,8 シネオールが種の発芽を抑制しているが（学名の由来）、山火事で葉が焼けると抑制が外れ、芽吹く。山火事で裸地になった土地に、すぐにユーカリが発芽するため、土地がユーカリに占拠される。

成分

酸化物類：抗カタル、免疫調整、抗菌、抗ウィルス、去痰
モノテルペンアルコール類：幅広い抗感染（抗菌、抗ウィルス、抗真菌）、免疫調整、神経強壮

皮膚塗布で期待される効果（経皮吸収ルート）

〈身体に〉 風邪、花粉症、鼻づまり、咳などの呼吸器系の不調。呼吸器系感染症の予防。

使用上の注意

特になし

室内拡散などで期待される効果（嗅覚ルート）

呼吸器系感染症対策に。花粉症シーズンに。

シーン別

室内拡散（公共の場、老人ホーム、待合室、室内。呼吸器系感染症対策に）
皮膚塗布（鼻づまり、喉の痛み、咳、風邪や花粉症などのアレルギー対策ジェル、オイル）

適用

大人　高齢者　子ども

ノート

トップノート
鼻が通るような、さわやかなハーブ調の香り。
ハーブ調（ローズマリー、ラヴィンツァラ、ラベンダー）と相性がよい。

レシピ

アレルギーによるかゆみ（114・161ページ）　咳、喘息（116ページ）
風邪（予防）（158ページ）　風邪の諸症状（163ページ）　花粉症（114・161ページ）

鎮静	調整	強壮
	8	

23. ユーカリ・レモン

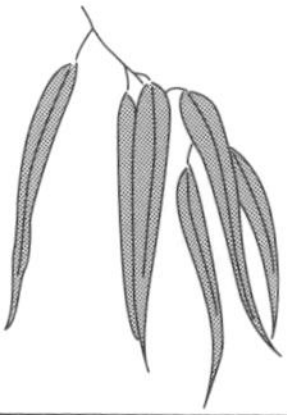

自然発火を自ら起こし、
自分の身を守る（炎症、痛み）ユーカリの木

学名	*Eucalyptus citriodora*
水蒸気蒸留部位	葉
主な産地	オーストラリア

植物

オーストラリア原産で、ユーカリは丘や山の森で見られますが、他の地理的地域に広がっています。フトモモ科の 20 メートルほどの樹木。昔から主に蚊よけに使われてきた。鎮痛・抗炎症作用があるため消毒剤に添加されてきた。葉で傷を治癒させたり、水ぶくれや火傷の消毒に使われたりする。フランスでは「熱さましの木」として知られる。

怒り・興奮の鎮静。リフレッシュに。水分を非常に吸収するユーカリを「特徴類似説（植物の姿形が、その性質を表すという説）」で説明すると、後ろ向きで湿っぽい気持ちを浄化し、穏やかに前向きになるようサポートする。

成分

テルペン系アルデヒド類：強い抗炎症、鎮静、鎮痛作用、抗真菌作用、消化促進、消臭

シトロネラール：蚊忌避　鎮痛

皮膚塗布で期待される効果（経皮吸収ルート）

〈身体に〉 関節炎、腱鞘炎など炎症性の痛みに。

〈肌に〉 蚊よけ。水虫、感染症対策、デオドラント。

使用上の注意

皮膚刺激作用あり。希釈して塗布すること（250 ページ B）。

室内拡散などで期待される効果（嗅覚ルート）

蚊よけ。消臭。

シーン別

皮膚塗布（肩こり、筋肉痛、関節炎、腱鞘炎対策オイル、クリーム）
スプレー（蚊よけ、消臭に）
スキンケア（炎症、蚊よけ、かゆみ、火傷に。水虫対策）

適用

大人　高齢者　子ども

ノート

ミドルノート
強いレモン様の刺激的な香り、少量でも強い香りのため、柑橘系などと合わせるときは 1 滴ずつ足すと、香りのバランスをとりやすい。
ペパーミント、ティートゥリー、ユーカリ・ラディアタなどのハーブ調の香り。

レシピ

片頭痛（112 ページ）

鎮静	調整	強壮
8	★	

★鎮痛

24. ラヴィンツァラ

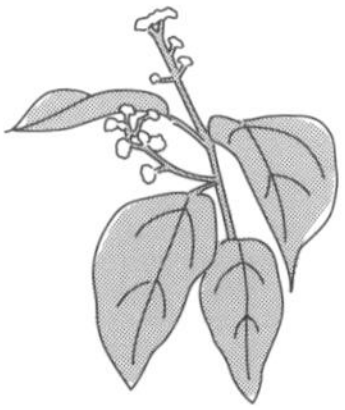

万能の葉と呼ばれる、
免疫力アップの強力サポーター！

学名	*Cinnamomum camphora* CT（Cineole） マダガスカル語 Ravinsara は、「万能の葉」の意味。
水蒸気蒸留部位	葉つき小枝
主な産地	マダガスカル

植物

マダガスカル島に移植された中国産のクスノキは、樹高 15 メートルの常緑高木。マダガスカル島大陸の中心にある高地の湿った熱帯林で育つ。ホーウッドと同じ学名のケモタイプ。CT はケモタイプの意味。**19.** のホーウッドはアジア (中国、日本) で育つが、こちらはマダガスカルで育つため、成分がだいぶ変わる。ラベンサラ (*Raensara aromatica*) と混同されやすいので、ラヴィンツァラと学名も含め改名。日本のクスノキは防虫、強心効果があり、禁忌があるが、このラヴィンツァラは熱帯雨林で育つので成分が異なる。免疫力アップや心身の疲労を癒やし、安眠へと導く。誰にでも使える精油。

成分

酸化物類：抗カタル、免疫調整、抗菌、抗ウィルス、去痰
モノテルペンアルコール類：幅広い抗感染（抗菌、抗ウィルス、抗真菌）、免疫調整、神経強壮
α - テルピネオール：誘眠
モノテルペン炭化水素類：うっ滞除去　副腎皮質ホルモン様　抗炎症　抗菌
抗ウィルス

皮膚塗布で期待される効果（経皮吸収ルート）

〈心に〉 ストレスによる心身の不安や落ち込み、心身の不調に。不眠に。
〈身体に〉 免疫力アップ、呼吸器系のトラブルに。足の疲れや肩こりに。

ラヴィンツァラ

使用上の注意

特になし

室内拡散などで期待される効果（嗅覚ルート）

呼吸器系の感染症対策に。気持ちを落ちつけ、安眠に。

シーン別

室内拡散（感染症対策、寝室に）
皮膚塗布（感染症対策、免疫力アップ、咳、風邪、むくみ、肩こりケア用オイル、クリーム）
スプレー、入浴剤（安眠、感染症対策に）

適用

大人　高齢者　子ども

ノート

トップノート
ハーブ調の香り（ラベンダー、ローズマリー、ユーカリ）。スッキリ、さわやかな香りと相性がよい。

レシピ

花粉症・アレルギーによるかゆみ（114・161ページ）　咳（116ページ）
疲労（133ページ）　不眠（152ページ）
風邪（予防）（158ページ）　風邪の諸症状（163ページ）

鎮静	調整	強壮
	6.5	3

25. ラベンダー・アングスティフォリア

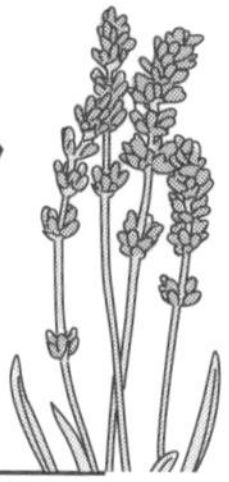

リラックスの代表選手であり、
心を落ち着かせる万能精油

学名	*Lavandula angustifolia* (*Lavandula officinalis*, *Lavandula vera*) 学名「Lavandula」の語源は「Lavo」、洗うから（傷を洗い清めるために使用された）。
水蒸気蒸留部位	花穂
主な産地	フランス

植物

地中海の山岳地帯原産。海抜 700 ～ 1400 メートルの高地で生育され、ヨーロッパ全土で花を咲かせる。特に南フランスに位置する、オート・プロヴァンスのラベンダー畑が有名。古代ギリシャ、ローマ時代から、若返りや元気回復のための入浴剤、洗濯の香料や防虫剤として使われた。

鎮静、鎮痛、誘眠、抗うつなど幅広い効能で万能といわれるが、第一は、バランスがとれた状態に回復させること。また、傷の回復でも有名。アロマテラピーの名づけ親ガットフォセは、実験中の事故の火傷で入院したあとに、長く痛む傷にラベンダー精油を塗布し、劇的な治療効果により、精油の研究をするきっかけとなった。フランス軍医ジャンバルネは、戦争で薬不足のときに、重症の火傷と戦傷をラベンダー精油で治療した。

成分

エステル類：鎮静、神経バランス回復、鎮痛、鎮痙攣、抗炎症、血圧降下
モノテルペンアルコール類：幅広い抗感染（抗菌、抗ウィルス、抗真菌）、免疫調整、神経強壮

皮膚塗布で期待される効果（経皮吸収ルート）

〈心に〉 うつうつとした感情を洗い流し、自分らしさを再構築したいときに。イライラ、怒りを落ち着かせ、クールダウン、眠りにくいときに。
〈身体に〉 肩こり、筋肉痛、生理痛。高血圧の正常化。
〈お肌に〉 日常のスキンケアに。手荒れや火傷、傷の修復に。水虫などの感染した肌に。虫刺され、かゆみ肌に。

使用上の注意

特になし

室内拡散などで期待される効果（嗅覚ルート）

リラックス。交感神経を落ちつかせる。

シーン別

室内拡散／スプレ／コロン／ロールオン（緊張や落ち着かない気持のときに。安眠に。イライラ、興奮時に）
皮膚塗布（肩こり、頭痛、生理痛、高血圧、ストレス性胃炎、不眠、PMSケア用オイル、クリーム）
スキンケア（かゆみ肌、炎症肌、虫刺されのかゆみに）

適用

大人　高齢者　子ども

ノート

トップノート
爽やかで、あたたかみのある甘酸っぱい、フローラルな香り。
柑橘系、ハーブ調、スパイスの香りと相性がよい。

レシピ

肩こり、頭痛（125ページ）　高血圧（128ページ）　不眠（130ページ）
PMS（140ページ）　生理痛（142ページ）　慢性疲労（［夜］149ページ）
日常のスキンケア（171ページ）　かゆみ（174ページ）
内出血のあざ、傷跡（179ページ）

鎮静	調整	強壮
4.5	4.5	

26. レモン

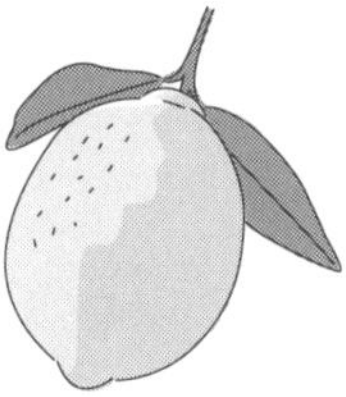

心身を浄化する、
シャープでフレッシュなレモンの香り

学名	*Citrus limon*
圧搾部位	果皮
主な産地	イタリア、ブラジル

植物

原産地インド北部（ヒマラヤ）にレモンの木が自生。ミカン科樹高 3 ～ 6 メートルの常緑低木。レモンは古くから利用され、古代の人は果皮を衣類の香りづけと虫よけに使っていた。レモンが注目されたのは、12 世紀アラビア人がスペインに持ち込み、十字軍がヨーロッパへ。コロンブスが壊血病予防に船にレモンをのせ、アメリカに渡った。

特徴類似説では、柑橘系の黄金色の実は「太陽」に象徴される。地上に光とエネルギーを注ぐ太陽のように、生きる喜びの感覚を与え、生きる力をサポートしてくれる。

成分

モノテルペン炭化水素類（柑橘）：うっ滞除去、副腎皮質ホルモン様、抗炎症、抗菌、抗ウィルス、消化促進

α - リモネン：消化器系の活性化、油汚れを落とす（香料業界では、リモネンは機械の油汚れを落とす油として使われる）

r- テルピネン：うっ滞除去

皮膚塗布で期待される効果（経皮吸収ルート）

〈心に〉 リフレッシュ、集中力アップ、集中力強化。

〈身体に〉 冷え症、むくみ、静脈瘤、血液を浄化。便秘、消化不良、消化器系のトラブル。メタボ、生活習慣病が気になるときに。

〈肌に〉 夜用スキンケア（シミ、ニキビ）、イボ、おでき、ヘルペス。

使用上の注意

塗った場合、4～5時間は直射日光にさらさない（250 ページ C）。

酸化が早いので、開封後半年で使いきる。浴槽に入れる場合は、必ずアルコール、無香料の入浴剤などの乳化剤を利用する。

室内拡散などで期待される効果（嗅覚ルート）

部屋の浄化、呼吸器系の感染症対策に。仕事や勉強部屋に（集中力アップのために）。吐き気予防（車酔い、つわり等）。食欲アップ（夏バテで食欲がないときなど）。

シーン別

室内拡散（感染症対策、リフレッシュ、集中力アップ、吐き気・車酔い防止）
皮膚塗布［夜用］（冷えやむくみ、便秘、消化不良、静脈瘤、メタボリック症候群、生活習慣病対策。オイル、クリーム）
コロン／スプレー／ロールオン［夜用］（集中力アップ、リフレッシュ）
入浴剤［夜用］（感染症対策、リフレッシュ）
スキンケア［夜用］（ニキビ、しみ、イボ、おでき、ヘルペス対策）

適用

大人　高齢者　子ども

ノート

トップノート
新鮮で軽く、甘ずっぱさを感じる香り。柑橘系は、爽やかでごく軽く飛びやすいため、多めに配合しないと香りが飛びやすく、目立ちにくい。さまざまな香りと相性がよい。

レシピ

冷え、むくみ（107 ページ）　重度の冷え（109 ページ）　倦怠感（109 ページ）
風邪（予防）（158 ページ）

鎮静	調整	強壮
		10

27. レモングラス

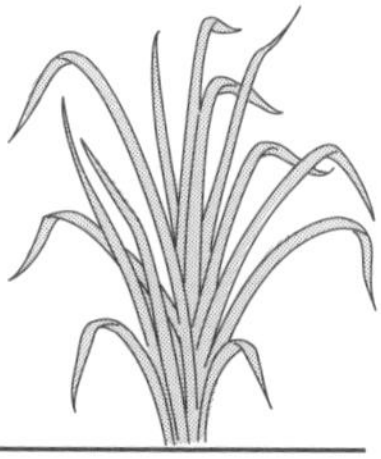

痛みやかゆみをクールダウン。
血行を促進して、冷えむくみ、肩こりに！

学名	*Cymbopogon citratus* citatus は柑橘系の意味。「レモンの様な香りがする草」の名前のとおり、柑橘系ではなく、イネ科の多年草。
水蒸気蒸留部位	全草
主な産地	中国・ジャワ

植物

インド原産。インドの伝統医学アーユルヴェーダでは、「冷やすハーブ」として解熱や炎症に使用されてきた。熱帯アジアで広く栽培されている。アジアでも同様に、解熱のほか、世界三大スープトムヤムクンの香りづけにも使われる。レモンのような爽やかな香りを持ち、消化促進のハーブとしても使われてきた。また、ヘビが嫌うとされることから、ヘビよけに庭に植える伝統もある。

興奮した頭をクールダウンさせて冷静さを取り戻すこと、緊張した気持ちを解放して視野を広げて考えること、レモンのような爽やかな香りでリフレッシュさせることで、集中力を上げることに役立つ。

成分

テルペン系アルデヒド類：鎮痛、鎮静、消化促進、消臭、抗真菌、抗炎症
シトラール：抗ヒスタミン

皮膚塗布で期待される効果（経皮吸収ルート）

〈心に〉 気持ちを落ち着かせる。
〈身体に〉 消化不良、便秘。血行不良による冷えむくみ、肩こり、肩こり・腰痛・筋肉痛や、関節炎など炎症性の痛みに。
〈肌に〉 水虫などの皮膚疾患。虫刺されなどの痒み肌に。
汗や足の嫌な臭い、デオドラントに。

使用上の注意

皮膚刺激あり。希釈して使用。眼圧を上げる可能性があるため、緑内障の方はレモングラスの常用 (ハーブティーの飲用など含む) は避けたほうがよい。原則、精油は、飲用および目に使用することはない（250 ページ B)。

室内拡散などで期待される効果（嗅覚ルート）

消臭。アレルギーの緩和（花粉症の目のかゆみ、鼻づまりの緩和）。

シーン別

室内拡散（鎮静、消臭、アレルギー緩和）
皮膚塗布（冷えやむくみ、肩こり、関節炎、水虫、足の匂い対策に。オイル、クリーム）
スプレー（トイレ、玄関、靴、靴箱に）
スキンケア（かゆみ肌に、消臭対策に）

適用

大人　高齢者　子ども (十分に希釈して)

ノート

トップノート
レモン様の強いハーブ調の香り。少量でも強い香りのため、柑橘系などと合わせるときは一滴ずつ足すと、香りのバランスをとりやすくなる。ハーブ調の香り、柑橘系の香りと相性がよい。

レシピ

アレルギーによるかゆみ（114・161 ページ）　便秘（123 ページ）
生理時の不快な匂い（144 ページ）　肩こり、頭痛（125 ページ）
花粉症（114・161 ページ）　じんましん（176 ページ）

鎮静	調整	強壮
8	1	0.5

28. ローズ（ローズ・オットー）

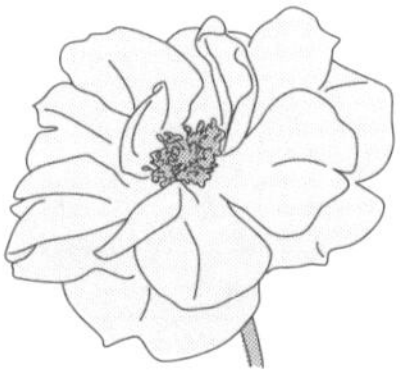

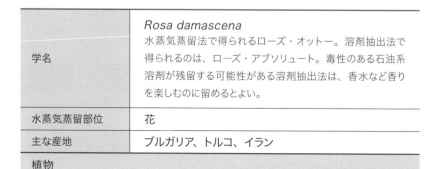

女性らしさ華やかさナンバーワンの、花の女王

学名	*Rosa damascena* 水蒸気蒸留法で得られるローズ・オットー。溶剤抽出法で得られるのは、ローズ・アブソリュート。毒性のある石油系溶剤が残留する可能性がある溶剤抽出法は、香水など香りを楽しむのに留めるとよい。
水蒸気蒸留部位	花
主な産地	ブルガリア、トルコ、イラン

植物

バラ科で樹高 2 メートル。品種は何万種も存在する。毎年新種が栽培され、長い間、人類から愛されている。ギリシャの女流詩人サフォーは、「花の女王」と呼び、アロマの世界では「香りの女王」と呼ばれる。ギリシャの愛と美、豊饒の女神アフロディテに捧げられた。古代ローマ人が新婚のベッドにバラの花びらを散らした、催淫剤として知られる。

子宮収縮作用があるゲラニオールを含み、婦人科系の不調、「女性的な」性質からくる感情面での不調に対して、特に役立つ。月経不順、産後うつ、性的に成熟した自分を受け入れられない (拒食症などの原因となる) といったことにも効果が期待できる。

成分

モノテルペンアルコール類：幅広い抗感染（抗菌、抗ウィルス、抗真菌）、免疫調整、神経強壮
ゲラニオール：収斂、皮膚弾力回復、子宮収縮

皮膚塗布で期待される効果（経皮吸収ルート）

〈心に〉 産後うつ、PMS や更年期の情緒不安定などの女性的な感情面での不調に。多幸感をもたらす、心を慰め、気持ちを引き上げる。
〈身体に〉 女性ホルモンのバランスに。
〈お肌に〉 お肌のたるみを引き締める収斂作用ゲラニオールを含み、アンチエイジング対策にもよい。

使用上の注意

特になし

室内拡散などで期待される効果（嗅覚ルート）

心を慰め、気持ちを引き上げる花の香り。バラの慈愛の力は心を癒やす作用がある。甘いバラの香りは、伝統的に愛の象徴とされ、無条件の愛であるハートチャクラに働きかける。愛、自己信頼、自己を受け入れる。心が疲れて、自分が何を欲しているのかわからないときに。

シーン別

スプレー／コロン／ロールオン（落ち込みやうつ対策。女性性を上げたいときに）
スキンケア（アンチエイジングに。かゆみ肌、たるみ肌）

適用

大人　高齢者　妊婦△（妊娠初期は避ける）

ノート

ミドルノート
甘く華やかな花の香り。
すべての香りの調合に（花・ハーブ・柑橘・樹木・樹脂などすべて）。

レシピ

アンチエイジング（172ページ）

鎮静	調整	強壮
	6.5	

29. ローズマリー

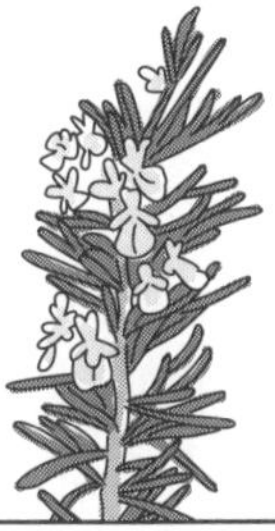

頭と心をクリアにする集中力アップ、
「記憶」の象徴

学名	*Rosmarinus officinalis* *Rosmarinus officinalis* CT *Cineole*　ローズマリー・シネオール *Rosmarinus officinalis* CT *Canpher*　ローズマリー・カンファー *Rosmarinus officinalis* CT *Verbenone*　ローズマリー・ベルベノン ros＝雫、marinus 海「海の雫」は、海岸沿いに自生するローズマリーの青紫色の花に由来。花言葉は「記憶」。
水蒸気蒸留部位	花と茎葉
主な産地	フランス、モロッコ

植物

地中海原産、シソ科の常緑低木。古代エジプト、古代ギリシャでは神聖な植物として尊ばれる。伝説の「若返りの化粧水」の主成分。

成分

ケトン類：胆汁分泌促進、去痰、粘液溶解、脂肪溶解、創傷治癒
カンファー：筋肉弛緩、ベルベノン　肝臓刺激
モノテルペン炭化水素類：うっ滞除去、副腎皮質ホルモン様、抗炎症、抗菌、抗ウィルス
酸化物類：抗カタル、免疫調整、抗菌、抗ウィルス、去痰

皮膚塗布で期待される効果（経皮吸収ルート）

〈心に〉　中枢神経刺激して、集中力アップ、朝の目覚めに。
〈身体に〉　・カンファー　肩こり・筋肉痛・関節痛。
　・シネオール　呼吸器系の感染症対策。
　・ベルベノン　肝臓の強化、ホルモンバランスの調整に。
〈肌に〉　脂性肌に。炎症性肌に。

使用上の注意

乳幼児、妊娠中、授乳中、神経系の弱い人、高齢者、てんかん患者は、使用しない（250ページE）。

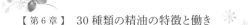

室内拡散などで期待される効果（嗅覚ルート）

中枢神経を刺激して、集中力アップ、朝の目覚めに。リフレッシュ。気持ちを明るく、前向きに。記憶力アップ。

シーン別

室内拡散／スプレー（感染症対策、集中力アップ、リフレッシュ）
皮膚塗布（[カンファー] 肩こり、筋肉痛対策オイル、クリーム　[シネオール] 感染症対策、鼻づまりジェル　[ベルベノン] ホルモン調整、デトックス、オイル、クリーム）
スキンケア（脂性肌、炎症肌に　[ベルベノン] アンチエイジング）

適用

大人　高齢者（芳香のみ）

ノート

ミドルノート
すっきりとした刺激的なハーブの香り。
柑橘系、ハーブ調と相性がよい。

レシピ

- シネオール：倦怠感（109ページ）　アレルギーによるかゆみ（114・161ページ）　咳、喘息（116ページ）　風邪の諸症状（163ページ）　花粉症（114･161ページ）
- ベルベノン：若年性更年期（147ページ）　ホットフラッシュ（145ページ）　内出血によるあざ、傷跡（179ページ）

	鎮静	調整	強壮
カンファー		4.5	4.5
シネオール		6.5	3
ベルベノン	1.5	3	5.5

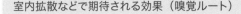

30. ローレル

すがすがしい芳香を持つ栄光と叡智《えいち》の象徴

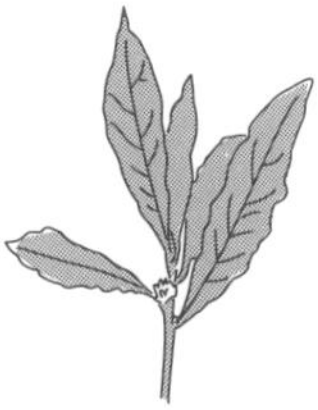

学名	*Laurus nobilis*
水蒸気蒸留部位	葉
主な産地	モロッコ、フランス、スロベニア

植物

和名は月桂樹。フランス名はローレル、英名ローレル、ベイリーフ。

西アジア・地中海原産、樹高10mのクスノキ科の常緑樹。5月にクリーム色の小さな花を咲かせる。古代ギリシャ時代から栄光と叡智、勝利の象徴で、ギリシャ神話では、文化芸術に優れた太陽神アポロンの樹。月桂樹の葉付きの若枝を編んだ「月桂冠」は、優れた詩人や文化人に贈られた。ノーベル賞受賞者は、「Nobel Laureates ノーベルのローリエを冠された者」と呼ばれる（ちなみに、スポーツの勝者にはオリーブ冠が贈られる）。アポロンの神託を受ける場所では、神殿の巫女たちが予言を授かる儀式に月桂樹を焚き、枕の下に月桂樹の葉を置くと、予知夢が見ることが出来ると信じられてきた。雷や魔物、病気から守る守護のハーブとして、玄関に植えられるようになった。

成分

酸化物類：抗カタル、免疫調整、抗菌、抗ウィルス、去痰
モノテルペン炭化水素類：うっ滞除去、副腎皮質ホルモン様、抗炎症、抗菌、抗ウィルス
p-サイメン：鎮痛
エステル類：鎮静、神経バランス回復、鎮痛、鎮痙攣、抗炎症、血圧降下

皮膚塗布で期待される効果（経皮吸収ルート）

〈心に〉 神経系の強壮。気力と自信をつける。
〈身体に〉 関節炎、神経痛。呼吸器系のトラブルに。
〈肌に〉 傷の修復に（火傷、ケロイド、傷）。

使用上の注意

アレルギー体質の方は必ずパッチテストをしてから皮膚に塗ること。

室内拡散などで期待される効果（嗅覚ルート）

緊張やプレシャーにつぶれないように、安心感を与える。気力、集中力アップ。

シーン別

室内拡散・スプレー（感染症対策、受験等の緊張解消、集中力・気力アップ、勉強部屋に）
皮膚塗布（感染症対策に、咳・風邪に、関節炎、神経痛、リウマチ用オイル、クリーム）
スキンケア（傷・傷跡、やけどケア用オイル、クリーム）

適用

大人　高齢者　子ども

ノート

トップノート
さわやかでスパイシーな香り。ハーブ調（ユーカリなど）、針葉樹と相性がよい。

レシピ

倦怠感（109ページ）　時差ぼけ、体内時計の不調（134ページ）
花粉症（161ページ）

鎮静	調整	強壮
1	5.5	2.5★

★鎮痛

●禁忌について●

成分ごとに紹介します。禁忌事項を守らずに使用すると、身体に害を及ぼすことがあります。本文中に、禁忌事項がある場合は、必ずこのページをご覧ください。

〈皮膚〉

A 皮膚刺激が強いため、十分に希釈してください。敏感肌の方や子どもには使用しないでください。

フェノール類（56ページ）　芳香族アルデヒド類（59ページ）

精油名：クローブ、シナモン・カッシア

B 皮膚刺激があるため、希釈してください。

テルペン系アルデヒド類（88ページ）　フェノールメチルエーテル類（85ページ）

精油名：バジル、レモングラス、ユーカリ・レモン、ティートゥリー

C 紫外線を吸収しやすいため、光毒性があります。皮膚に塗った場合、4~5時間は直射日光にさらさないでください。

フロクマリン類

精油名：レモン

注意 圧搾法果皮の精油は、基本的にフロクマリン類あり（オレンジ・スィート、マンダリン以外）。

〈体調〉

D 女性ホルモン系のトラブル（子宮筋腫、乳がんなど）のある方、及び、妊娠中は、使用しないでください。

セスキテルペンアルコール類（70ページ）　ジテルペンアルコール類（73ページ）

精油名：サイプレス、クラリセージ

E 神経毒性

乳幼児、妊娠中、授乳中、神経系の弱い人、高齢者、てんかん患者は、使用しないでください。

ケトン類（83ページ）

精油名：ペパーミント、ローズマリー・カンファー、ローズマリー・ベルベノン、ヘリクリサム

F　妊娠中には使わないでください。

精油：クローブ、シナモン・カッシア、ペパーミント、ローズマリー・カンファー、ローズマリー・ベルベノン、ヘリクリサム、サイプレス、クラリセージ

おわりに
心と体に自然の力を

アロマテラピーに欠かせない精油は、いわば、家庭の救急箱のような存在です。

生理痛で毎月のように鎮痛剤を常用していた方は、ラベンダー・アングスティフォリアの精油を使って、薬を卒業しました。とびひになったお子さんを持つお母さんには、ティートゥリーのハーブウォーターをおすすめしました。お風呂上がりに、このハーブウォーターをボディローションとして塗ったら、その年は一度もとびひで困らなかったそうです（小学生以下の子どもには精油は刺激が強いので、ごく低濃度のハーブウォーターの利用をすすめます）。

精油は、自分や家族のための「ケアできるツール」です。

もちろん、メンタルにも働きます。パニック障害で電車に乗れない方に、自宅でリラックスできるお気に入りのイランイランやラベンダー・アングスティフォリアの香りを芳香で楽しんでもらい、電車に乗る前にいつもの香りをお守りコロンとして利用したら、電車に乗れるようになりました。同じように、過呼吸になりそうなときに、上手に利用する方もいます。

また、発達障害の方のサポートにも使ってもらっています。発達障害のお子さんを持つお母さんから、「お昼寝をさせたいけど、動きまわってなかなかお昼寝させられない」というご相談をいただきました。不眠のレシピでもご紹介した、カモマイル・ローマン、マンダリン、プチグレンをブレンドしたアロマスプレーを室内に吹きつけると、それまでばたばた動いていたのに、すっとお昼寝してくれたと報告を受けました。その後、同じように悩むお母さんにも好評で、リピートされる方がかなり多くいらっしゃいました。

アロマを学びはじめた生徒さんが、「最近、いつもの通勤路を歩いていたら、ジャスミンの香りがして、まわりを見たら、ジャスミンのお花を見つけたのです。ああ、この子なんだって、アロマを勉強してはじめて気づきました」と教えてくれました。普段は忙しくて通り過ぎるだけだったのに、香りを知り、花の名前を知ることで季節を感じるようになったり、空を見上げるようになったりする機会がすごく増えたというお話をよくうかがいます。

「以前はハーブにも全く興味がなかったけれど、生葉を使ったハーブティーを飲むたびに、おいしいと思ったので、ハーブの苗を育てはじめ、旦那さんと2人でハーブティーにして飲んだらすごく楽しかった」というお話を聞いたときは、感激しました。

アロマを20年学び続けてきて、「健康とは、どういうことか?」を問われる「健康リテラシー」を学べたのは、一番の財産かもしれません。

少しずつ、自然に親しんでいく生活を増やしていくことで、自然というものが、「そもそも自分はどうしたいんだっけ?」とか、「自分にとって何が幸せなのか」ということを思い起こさせたり、気づくきっかけをくれたりします。

私自身はアロマセラピストとして活動しながら、数多くの手技を勉強したり、他のセラピーを学んだりと、さまざまなことに手を出して、迷走したこともあります。

しかし、精油の力に信頼感を持てば、精油の力とやさしいタッチで、よい結果が得られると確信できるようになり、自信をもってアロマトリートメントができるようになります。

そこには単なるやさしいタッチだけではなく、「植物の力」が存在しているからです。

アロマトリートメント以外にもいろいろなセラピーがありますが、アロマトリートメントは、カウンセリングのように、セラピストとクライアントの1対1の関係ではありません。

アロマトリートメントは、セラピスト、クライアントに「植物」が加わります。セラピストは架《か》け橋のようなもので、実際に人を癒やすのは「植物の力」だと思うのです。人と人が触れ合って癒やす技術だけでない部分があるからこそ、セラピストは安心して「植物の癒やしの力」に頼れるのです。

植物の力はそのまま、自然の力ともいえます。

私たちの暮らしはすごく忙しいですよね。義務や責任に対して「反応」していくだけの生活になりがちです。「締め切りがあるから、やらなきゃ」と、機械的に「反応」するばかりのところを、自分に立ち返るようにしていくのが、「自然の力」だと思うのです。

最後に、日本を代表する植物学者、牧野富太郎氏の言葉をご紹介します。

「人の一生で、自然に親しむことほど有益なことはありません。人間はもともと自然の一員なのですから、自然にとけこんでこそ、はじめて生きているよろこびを感ずることができるのだと思います」

Aroma Time 川口三枝子

〈参考文献〉

『ケモタイプ精油事典　Ｖｅｒ．８』（ナード・ジャパン）
『生きる力』　井上重治著（フレグランスジャーナル社）
『抗菌アロマテラピーへの招待』　井上重治、安部茂著（フレグランスジャーナル社）
『薬草の散歩道　薬になる野の花・庭の花１００種』　指田豊著（日本放送出版協会）
『微生物と香り』　井上重治著（フレグランスジャーナル社）
『サイエンスの目で見るハーブウォーターの世界』　井上重治著（フレグランスジャーナル社）
『手の治癒力』　山口創著（草思社）
『「ポリヴェーガル理論」を読む』　津田真人著（星和書店）

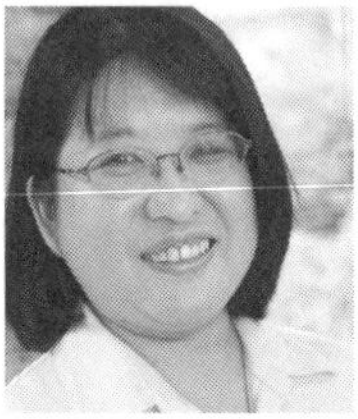

川口 三枝子（かわぐち みえこ）

ナード・アロマテラピー協会認定アロマ・トレーナー。アロマセラピスト・トレーナー。アロマ歴 20 年、2005 年東京・八王子でアロマサロン AromaTime 主宰。ナードアロマテラピー協会認定校としてアロマセラピストを育成。また、植物そのもの＆芳香成分の両方から精油の使い方を学ぶ、オリジナルの「植物の処方箋アドバイザー講座」を通信講座で開講。専門的な知識をわかりやすく教えてくれると好評を博している。

AromaTime 八王子アロマスクール

公式 HP　https://aromatime.jp/

LINE 公式アカウント　@ lbu0589h

AromaTime 公式HP　LINE 公式アカウント

すぐ使える

アロマの化学

自律神経系、ホルモン系、免疫系の不調を改善!

2020年6月 5 日　初版第1刷発行
2022年8月30日　初版第3刷発行

著　者　川口三枝子

発行者　東口 敏郎
発行所　株式会社BABジャパン
〒151-0073 東京都渋谷区笹塚1-30-11 4F・5F
TEL: 03-3469-0135　FAX: 03-3469-0162
URL: http://www.bab.co.jp/　E-mail: shop@bab.co.jp
郵便振替00140-7-116767
印刷・製本　中央精版印刷株式会社

ISBN978-4-8142-0291-1 C2077

イラスト　佐藤末摘
デザイン　大口裕子